트럼프는
소양인
체질이다

양의호 지음

청어

트럼프는 소양인 체질이다

양의호 지음

발 행 처 · 도서출판 청어
발 행 인 · 이영철
영   업 · 이동호
기   획 · 이용희
편   집 · 방세화
디 자 인 · 이해니 | 이수빈
제작부장 · 공병한
인   쇄 · 두리터

등   록 · 1999년 5월 3일
(제321-3210002510019990000063호.)

1판 1쇄 인쇄 · 2019년 4월 10일
1판 1쇄 발행 · 2019년 4월 20일

주소 · 서울특별시 서초구 효령로55길 45-8
대표전화 · 02-586-0477
팩시밀리 · 02-586-0478

홈페이지 · www.chungeobook.com
E-mail · ppi20@hanmail.net
ISBN · 979-11-5860-636-7(03510)

이 도서의 국립중앙도서관 출판시도서목록(CIP)은 서지정보유통지원시스템 홈페이지
(http://seoji.nl.go.kr)와 국가자료공동목록시스템(http://www.nl.go.kr/kolisnet)
에서 이용하실 수 있습니다.(CIP제어번호: CIP201913123)

트럼프는 소양인 체질이다

양의호 지음

▌이 말을 먼저 할게요 ▌

사상체질이라는 말은 들어는 보았어도 실제로 자신의 체질을 정확히 아는 사람은 드물고, 알려고도 하지 않습니다. 재미있게, 지루하지 않게 체질을 소개해 보려 하는데 책이 말로 하는 것보다는 재미있지는 않은 것 같습니다.

필자는 침스밴드를 이용한 방법으로 정확히 체질을 나누어 주는 테크닉이 있어, 15년 이상 사람들과 공유를 해오고 있습니다. 이제는 주변인들만이 아닌 모든 사람이 혈액형을 알듯이 사상체질을 모두 알았으면 하는 마음을 가져오던 바 책을 출간해 봅니다.

우선 정확히 체질을 분류하는 것이 중요하다고 생각 하고, 자신의 체질을 정확히 알아서 자신의 체질에 본인의 성정을 맞추어 가자는 것이 핵심입니다.

강연이나 상담을 해보면 소음인 체질이라고 하는 여자분들을 많이 봅니다. 실제로는 소양인인데 소음인 같이 살아온 것입니다. 자신의 체질과 다르게 살아오니 건강이 좋을 리가 없는 겁니다. 이런 사람들 정말 많습니다.

나는 성격이 내성적이고, 몸이 차갑고, 소화가 안 되고, 조용한 것을 좋아하니 소음인이다가 아니고, 먼저 체질을 정확히 알아야 합니다. 본인은 소양인인데 반대로 내성적이고, 조용한 것을 좋아하면 자신의 타고난 본성에 맞게 내성적인 성격은 외향적으로 바꾸어주려는 노력이 건강할 수 있다는 겁니다.

학교는 학생들의 체질을 정확히 진단해주어서 진로 선택에도 활용할 수 있게 해주고, 직장에서도 각자의 체질에 맞게 일을 준다면 삶의 질과 능률도 오르고 질병을 예방하는 데 도움이 될 수 있다는 이야기인데, 그랬으면 한다는 필자의 바람입니다.

아직까지는 이런 생각으로 체질에 접근한 경우는 많지 않습니다. 왜냐면 체질을 정확히 진단해주는 힘이 약해서였습니다. 최소한 내 몸이 양적인 기운이 많은 체질인지, 음적인 기운이 많은 체질인지는 알아야 하지 않을까요? 관심이 중요합니다.

트럼프는 100% 소양인이고, 김정은은 태음인으로 보이는 소양인 같아 보입니다. 시진핑은 태음인, 푸틴은 태양인, 아베는 소양인입니다. 이들을 언젠가 만나서 정확히 체질을 진단해주면 더 좋겠지만 말입니다.

우선 자신의 체질에 관심을 가져보시고, 특히 내성적이어서 소음인으로 알고 있는 소양인, 태양인 체질들은 꼭 이 책을 접해보기를 바랍니다. 이분들을 위해서 이 책을 출간합니다.

이 책의 출간을 선뜻 받아주신 청어출판사의 이영철 대표님, 애써 주신 청어의 가족분들에게 깊은 감사를 드리고, 사상의학을 지지해주고 필자의 의견대로 따라와 주신 주변의 지인들과 동료 한의사분들, 근무처인 '국민건강보험공단' 분들께도 고마운 마음을 전합니다.

마지막으로 어떠한 일을 해도 묵묵히 지켜봐 주시는 부모님께 이 책의 출간이 조금은 위안이 되었으면 하는 마음입니다.

▌ 차 례 ▐

4장. 돼지는 물이다

5장. 봄은 바람의 계절이다

6장. 내려놓기

7장. 인삼, 아무나 먹지 마라

사람을 보면 "저 사람은 체질이 무엇일까?"를 생각한다. 직접 진단을 해본 사람은 체질에 관한 것을 모두 말해줄 수 있지만, 보기만 한 사람은 추정할 수밖에 없다.

요즘 세상에 날마다 화제를 불러 모으는 인물이 등장했다. 미국의 대통령인 트럼프이다. 좌충우돌 하루도 조용할 날이 없다. 입은 가만히 있지를 못하고, 손가락도 쉬는 날이 없이 SNS를 날린다. 세상이 그의 말 한마디, 행동 하나에 일희일비한다. 언변이 청산유수이다.

또 한 사람 김정은이다. 30대로 보기에는 우람한 것인지, 고도비만자인지 참으로 독특한 캐릭터의 소유자다. 난 이들을 볼 때마다 무슨 체질일까? 궁금증이 생긴다.

체질 테스트를 정확히 해보지 않아 다소 찜찜함은 있지만, 트럼프는 체질 테스트를 안 해봐도 이마에 소양인이라 쓰여 있는 전형적인 소양인 체질이다. 나이가 70대 중반인데도 활력이 넘친다. 자신의 체질대로 사니 욕은 바가지로 얻어먹어도 건강해 보인다.

김정은은 모습으로는 태음인 같아 보이지만 심장에 열이 과도하게 몰리고, 신장의 기능은 약해 보이는 소양인으로 보인다.

트럼프는 100% 소양인으로 확신한다. 하지만 김정은은 하체가 약해 보이는 소양인으로 보이는데 확실한 답은 언제 만나면 정확히 해서 다시 그의 체질을 소개하고 싶다.

또 한 사람 중국의 시진핑이다. 행동이나 모습, 스타일이 상당히 조심스럽고 생각이 많은 태음인 같아 보인다.

마지막으로 러시아의 푸틴이다. 오랫동안 대통령을 하려고 총리로 내려갔다가 다시 대통령이 된 괴짜다. 맨날 운동하는 모습을 보인다. 단단해 보인다. 눈매가 아주 강한 태양인이다. 누구도 대적할 사람이 없어 보인다.

사상체질은 한의학의 한 분야지만 전 국민이 같이 공유하여 공감대를 형성하지는 못하고 있다. 생각의 전환이 필요한 시기이다. 일반인들이 사상체질에 관한 강좌를 하고 직업선택, 자기계발 분야에 활용하는 내용을 보는데, 그 내용은 한계가 있어 보인다. 겉으로 보이는 모습만 가지고 판단하고, 병리적인 부분은 고려를 안 해서이다. 그래도 사상체질에 관심을 가지고 이야기하는 것에는 감사하다는 말을 전하고 싶다.

필자의 역량이 부족하여 오래전에 여러 한방 서적을 보면서 질환이나 약재에 관하여 정리한 것을 일부 참고한 부분이 있으니 이해를 구하는 바이다.

한의사로서 사상체질을 논할 때도 다소 조심스러울 수밖에 없다. 그러나, 이제부터는 사상체질에 관해 소신껏 말하고 기존의 틀에서 벗어나 보는 관점을 약간은 달리해서 말해보려 한다. 침묵의 잠에서 나오려 한다.

대개 어떤 일을 할 때 기존의 원칙에 얽매여서 답을 못 찾아 곤란할 때도 많지만, 우리는 그 길을 고집스럽게만 가려 하는 경우가 많다.

무엇인가 막혀서 답답할 때는 옆으로 돌아서 간다거나, 오히려 역발상의 지혜가 중요한 역할을 하는 경우를 많이 본다.

역발상. 모든 일에 중요한 부분이지만 특히 필자가 말하고자 하는 사상체질에서도 역발상이 필요하고 전환이 요구되는 현재에 와 있다.

120여 년 전에 이제마 선생은 허준의 『동의보감』을 넘어서는 사상체질의학을 탄생시켰다. 철학에 기초하며 자연의 원리에 근거한 우리나라만의 독창적인 학문이다. 그 내용은 많이 알려졌지만, 단순한 호기심의 하나이지 우리가 생활하는 데 중요한 역할은 못 하고 있다.

사상체질을 누구나 생활하는 데 활용할 수 있도록 그 모습을 탄탄히 갖추어서 자기 체질에 맞게 생활하고, 직장도 선택하고, 운동도 골라서 하고, 대인관계에서도 약간은 체질을 고려해서 생활한다면 그래도 다소나마 질병에 덜 노출될 수 있고, 삶의 질도 높아질 수 있다고 생각한다.

소양인인데 외향적으로 살아가는 사람은 지금의 모습대로 살아가면 된다. 건강을 잘 지켜가고 있는 것이다. 그러나 내성적인 소양인들은 몸이 아픈 경우가 많다. 본성을 거스르고 살아왔기 때문이다. 이를 개선해주는 것이 체질의학을 하는 가장 중요한 의미이다.

마지막으로 우리가 같이 소통하고 자기 본성을 찾아가며 더 행복한 삶이 되기를 기원하는 마음에서 사상체질에 더 많은 관심을 가질 수 있는 도움이 되는 책이 되기를 기원해본다.

양 원장

1장.

트럼프는 소양인 체질이다

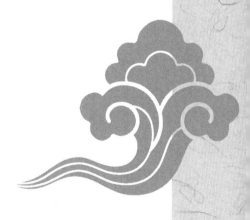

소양인 체질은 입으로는 변강쇠다

양인 체질, 특히 소양인은 기가 입으로 몰린다. 입이 가만히 있지 않고 틈만 나면 말을 해야 살아가는 체질이다.

표현이 신중하지 않고, 과장된 표현도 많다. 금방 서울에서 출발하면서 1시간이면 부산에 도착한다고 허풍을 떤다. 자신감의 표현일 수도 있지만, 신뢰가 안 가는 경우도 많다. 그런데 그들의 스타일이다.

섹스도 입으로는 변강쇠다.

신장의 기능이 약해서 성적 능력은 선천적으로 약한 체질이 소양인이다. 남녀를 가리지 않고, 성 이야기를 혼자서 자랑을 해댄다. 어이가 없지만, 어쩔 수 없다. 정력강화제를 아무리 먹어도 그다지 신통하지도 않다. 여자도 마찬가지다. 성적인 이야기를 거침없이 해대며 깔깔거린다.

마음은 굴뚝일지 모르지만 정작 몸과 마음은 따라주지 못한다. 그래서 입으로만 나불거리는 것인지도 모르겠다.

음인 체질은 기가 입으로 몰리지 않고 엉덩이와 허벅지로 몰려있어 성적인 힘이 우수하지만, 실제로 성에 관한 이야기를 꺼내지 않는다. 그래서 사람들이 볼 때는 전혀 성욕이 없고, 불감증인 사람으로 생각할 수도 있지만, 특히 소음인 체질은 천성적으로 섹스에 강하다.

말은 없어도 실전에 강하다. 양기에 앞서 음기가 충만해서이다.

이것은 체질적인 특징이다. 소양인은 선천적으로 신장의 기운이 약해서 섹스에 대해서는 가장 약하다. 이것저것 좋다는 것 모두 먹어도 효과가 없다.

오히려 욕심에 자신과 맞지 않는 양기만을 보하는 것을 먹으면 바닥 상태인 음 기운은 더욱 약해지니 정력이 회복되지를 않는다.

또 무리해서 몸을 쓰다 보니 정력은 바닥 상태로 치달을 수 있다. 그래서 음허 화동에 빠지기 가장 쉬운 체질이다. 빨리 노화가 진행되고, 노화가 진행될수록 입으로는 허풍이 더 많아진다. 능력도 없으면서 입으로만 던져보는 것이다. 지기 싫어하는 천성이다.

솥단지에 물은 전혀 없이 군불만 때 보라. 솥단지만 벌겋게 달아오를 뿐이다. 몸은 안 되고 입은 화로 더 살아나니 뻥쟁이들 천지인 것이다.

반대로 소음인은 천성적으로 신장의 기운이 강하다. 몸속에 수분도 충분하다 보니 윤활유 같은 음액도 충만하다. 섹스가 잘 이루어지는 것이다. 그리고 말이 없다. 빈 수레가 요란하다고 하지 않는가?

그래도 소양인이 정력이 좋아 질려고 애쓰다 보니 모두 살아갈 수 있는 것인지도 모른다. 소양인은 효과가 없어도 정력에 좋다고 하면 돈을 써가며 투자를 한다. 다른 사람들을 먹여 살려주니 그래도 세상에서 제일 쓸 만은 하고, 필요한 존재이다. 소양인 체질이 세상에 없으면 모든 것이 멈춰버릴 것이다.

소양인들이여 최대한 정력을 아껴라. 금방 바닥이 드러난다. 아무리 입으로 떠들어도 전문가들은 그냥 안다. 그리고 성 이야기는 성 이야기일 뿐이지, 그렇게 자랑할 것이 없어서 자신의 성적 능력을 자랑한단 말인가?

되지도 않는 것을 입으로 자랑하려 하지 말고, 발바닥의 '용천'이라는 경혈을 꾸준히 마사지하는 것은 어떨까 한다. 신장의 기운이 선천적으로 약한 소양인 체질은 신장의 기운의 원천인 용천혈을 자극하게 되면 신정이 충만해지면서 그래도 조금은 정력이 호전될 가능성도 있어 보인다.

꾸준히 하체 운동을 하면 조금 나아질 수도 있다. 소양인 체질은 뒤에서 보면 다리가 가늘어 보이고, 엉덩이가 초라해 보인다. 그런데도 자신만의 착각으로 상체만 키워나간다. 그러니 정력이 좋아질 수가 없다. 꿀벅지로 만들어야 변강쇠는 되지 못해도 강쇠는 될 수 있다.

너무 바르게 살려고 하지 마라

일을 많이 해서, 남한테 시달려서, 자신의 성질을 못 이겨서, 질병이 심각하게 오는 일도 있지만, 너무 착하고 바르게 살아서 질병이 오는 경우가 훨씬 더 많다.

"저 사람은 법 없이도 살 거야, 참, 사람이 좋아, 인간성이 어쩜 저리 순할 수가 있을까?" 이런 말을 들으면 내가 오래 못 산다는 말로 백배 천배 부담을 가져야 한다.

좋은 말이 아니다. 내가 곧 건강이 나빠질 거란 신호일 수도 있다. 순종하고 착하게 바르게 살아가는 것이 남에게는 좋은 인상을 주지만 자신의 건강에는 도움이 안 된다.

나쁜 사람이 되라는 것이 아니고 너무 세상에 순종하면서 만은 살지 말아라. 자신의 몸속은 숯검정이 될 것이다. 화 덩어리가 몸속을 휘젓고 다닌단 말이다.

그래도 음인 체질은 덜하다. 양인 체질은 너무 감사하며, 고개 숙이며 살지 말아야 한다. 나쁜 사람이 되라는 것이 아니고 너무 착하게 살지 말라는 것이다.

남들이 칭찬해주고 하는 것이 뭐 그리 좋은 일인가? 잔뜩 쌓인 화를 발산하지 못하고 살아간다는 것, 너무 자신을 학대하는 것이다. 몸이 아픈 사람들을 분석해 보아라. 평소에 착하고 순하게 살아가는 사람이 몇 배는 더 많을 것이다.

트럼프는 소양인 체질이다

진단을 안 해 봤어도 확실하게 말할 수 있는 사람은 트럼프의 체질은 소양인이라는 것이다. 거침없는 말투, 행동, 자신만이 옳다고 주장하는 모습, 속병이 전혀 없는 소양인이다. 남들에게 욕도 많이

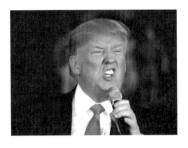

먹고, 좋지 않은 소리를 많이 들어도 본인 천성대로 살아가는 건강에 큰 이상이 없어 보이는 전형적인 소양인 체질이다.

전에 '처방 대 처방'이라는 방송에서 이 이야기를 하니 "단독 특종! 트럼프는 소양인이다." 하면서 재미있게 이야기 나누었던 것이 생각난다.

소양인 체질은 건강을 위해서라면 트럼프 같이 살아가야 한다. 그런데 반대로 참고, 담아두고, 발산하지 못하면 남에게 좋은 칭찬은 듣고, 사람 좋다는 말은 들어도 자신의 건강에는 전혀 도움이 되지 않는다.

대개는 누구든지 기자들하고 언쟁을 벌이는 경우를 많이 보지 못했다. 그런데 트럼프만은 OX를 분명히 말하며 말을 끊기도 하고, 마이크를 뺏기도 한다. 하루도 조용한 날이 없는 사람이 트럼프인 것 같다. 주요 사항도 본인이 직접 발표한다. 참으로 독특하다고 보지만 소양인의 기질 그대로다.

어떤 인물도 그의 기를 꺾지 못하는 것 같다. 탄성이 절로 나온다. 자신의 의지를 내려놓는 일이 없어 보인다. 단 한 사람 러시아의 푸틴은 트럼프가 가장 경계하는 인물인 것 같다. 푸틴은 태양인 체질로 보인다. 눈매가 장난이 아니다.

말에서 밀리는 것이 아니라 푸틴의 눈매에 트럼프는 기가 꺾일 수밖에 없어 보인다. 트럼프, 시진핑, 김정은, 푸틴 앞으로 이들의 정치적인 면들을 체질을 고려해서 본다면 더 흥미로울 수 있을 것이다.

입만이 아니라 손가락도 가만히 있지를 못하다 보니, 비판을 받아도 SNS에 하루에도 몇 차례씩 글을 올린다. 70대 중반의 나이치고는 활력이 넘쳐 흐른다. 최고의 정력가이다. 소양인 체질의 전형적인 인물이다.

소양인들은 트럼프를 연구해보기 바란다. 트럼프의 반만큼만 행동하고 말을 하며 살아간다면 질병은 없을 듯하다.

사기꾼의 60% 이상은 소양인이다

어디에서고 소양인은 두각을 나타낸다. 아닌 것도 진실인 것처럼 만들어 내고, 진실도 거짓으로 만들어 버린다.

태음인은 겁이 많아서, 소음인은 소심하고 생각이 지나치게 많아서 남을 사기 치지 못한다. 음인 체질은 어쩔 수 없다. 신중하게 대처하다가도 자기도 모르게 사기는 한두 번 당한다.

허풍이 많은 소양인은 매사에 적극적이다. 내성적인 소양인도 그 피는 적극적이다. 그래서 전혀 사기꾼 같아 보이지 않은데 사기를 치는 사람도 대부분이 소양인이다.

남에게 관심을 받지 못하면 못 견뎌 한다. 성실하고 바르게 사는 소양인도 많지만, 항상 듣기 좋은 말로 사람의 호감을 얻고서 뒤통수를 친다.

그래서 소양인 체질을 만나면 항상 주의해야 한다. 그 사람을 정확히 파악하고 있으면 사기당할 일은 없다.

말 많고, 좋은 말만 늘어놓으면 10%만 진실로 받아들이면 된다.

속병은 없어 보입니다

지인이 돌아가셔서 발인까지 참여한 적이 있다. 봉안당에 모든 의식을 마치고, 마지막 차례상이 준비되고, 가족들은 숙연하게 기다리는 자리였다.

봉고차에서 다른 팀이 6명 정도 내리더니, 갑자기 숙연한 자리가 어수선해져 버렸다. 차례 지내는 곳이 세 칸으로 나누어져 있는데, 옆 칸에는 차례상 준비가 안 되어 있었다. 6명이 주변을 둘러보면서 떠들어 대기 시작했다. 아무도 말리는 사람이 없다.

"아무것도 준비가 안 된 곳에 무슨 차례를 하냐?" 하면서 조용히 해도 될 말들을 쏟아내는데 참으로 난처한 경우였다. 그중 유달리 거슬리는 여자분이 있었는데, 참으로 목소리도 크고 자기 마음대로 살아가는 소양인으로 보였다.

주변인들은 피곤해도 자신은 화는 없어 보이는 사람이었다. 차례를 올리니 조금 조용히 하라는 말을 하는 주변인들도 없는 것이 이미 익숙해 버린 느낌이었다. 소양인들은 할 말 하고, 담아두지 말라는 말을 항상 하는데 이 자리에서만은 취소하고 싶었다. 저분은 얼마나 다른 사람들을 힘들게 할까 생각이 들기도 한다.

자식이나 며느리, 사위도 쩌렁쩌렁한 목소리에 기도 못 펼 것 같고, 남편이 있다면 제 명에 못 살 것 같은 생각이 들었다. 소양인 체질이신 분들은 발산하면서 사는 것은 좋지만, 엄숙한 자리는 조금 알고 살아야 한다. 본인은 속병이 없겠지만 주변 사람은 화병이 나서 마음고생이 이만저만이 아닐 것 같다.

소양인 체질은 절대 금연

폐기가 약한 태음인에게 금연하라는 말을 많이들 한다. 동감이다. 하지만 절대 금연해야 하는 체질은 소양인이다. 소양인은 선천적으로 신장이 약하다. 오행 관계상 신장은 수를 담당한다. 목화토금수에서 수의 엄마가 금이다. 바로 폐를 뜻한다.

엄마가 아프면 어린 자식은 건강할 수가 없듯이 모성인 금이 약한 소양인은 어떤 체질보다도 절대 금연해야 한다. 그런데 나서기 좋아하고 어디나 끼기 좋아하는 소양인은 담배를 피우는 사람이 참 많다. 남이 하는 것은 좋은 것이든 나쁜 것이든 하고 보는 천성 때문이다.

우선 말을 많이 하다 보니 입을 조금이라도 쉬면 바로 담배로 손이 간다. 술만 마시면 과장하게 되고 자랑하는 것에 거침이 없다. 그래서 실수가 많은 법이다.

담뱃갑에 무서운 그림을 그려 붙여도 필 사람은 핀다. 차별화하는 전략이 필요하다. 담뱃갑에 '소양인은 절대 금연'을 넣으면 궁금증이 유발될 것이고, 금연운동에 더 이바지할 것 같은 느낌이 드는데, 실천하지 못함이 아쉽다.

보험회사에서 필요한 것이 체질이다

보험도 관심이 있어야 가입을 할 것이다. 평소에 몸의 이곳저곳이 많이도 불편한 소양인 체질은 보험가입을 하지 말라고 해도 적극적으로 한다. 본인만이 아니고 가족들 것도 챙기는 경우가 많다. 또 보험금을 탈 일이 있을 때도 작은 것까지도 그냥 넘어가지 않는다. 심지어 보험사기꾼의 대부분도 소양인이다.

반면에 태음인이나 소음인 체질들은 어디가 아파도 몸으로 버티는 경우가 많아서 의료기관을 쉽게 찾지 않는다. 당연히 보험에도 관심도가 떨어질 수밖에 없다.

이런 체질적인 것을 고려하지 않고 똑같이 적용해서 보험가입을 추천한다면 음인 체질에는 그냥 힘 빼는 일이 될 가능성이 훨씬 크다.

보험도 소양인을 공격하라는 것이다. 주 고객이 될 사람들을 적극적으로 공략해야 고객이 되는 것 아닌가? 적극성이 극히 떨어지고 소극적인 음인 체질에의 공략은 체력소모만 가져온다는 것이다. 이런 것을 정확히 알아 보험에서도 활용한다면 훨씬 능률적인 일이 될 것이다.

물건을 파는 경우도 마찬가지다. 양인 체질은 안내해주고 설명해주고 하는 것을 좋아하지만, 음인 체질은 따라붙어서 설명하는 것 좋아하지 않는다. 혼자서 그냥 쇼핑하고 선택하는 것을 좋아하는 것이다. 체질을 마케팅과 고객관리에도 활용해 보면 좋은 결과가 올 것이다.

태양인은 술로 넘어지면 못 일어난다

태양인 체질은 선천적으로 간이 약하게 태어났다. 지인 중에 눈이 부리부리하면서 술을 잘 마시는 경우는 거의 보지 못했다. 상담하다 보면 태양인에게 술을 좋아하냐고 물어보면 그 활동력으로 보아서는 잘 마실 것 같은데, 술을 잘 못 하는 경우가 대부분이다.

생긴 것은 장수감인데 전혀 술을 못 하는 것이다. 간이 약하다 보니 어쩔 수 없는 일이다. 굳이 마시려고 하지 않는다고도 한다.

사회생활을 하려면 술도 조금은 해야 한다고 하면서 실천을 모두 해보았을 것이다. 그런데 안되는 것을 어찌하랴?

그런데 반대로 태양인인데 아주 술을 잘 마시는 사람이 있다. 소리도 쩌렁쩌렁하다. 주말이면 농장에서 장작을 패야 사는 것 같고 건강해진다고 한다. 술을 조심하라고 해도 귀담아 듣지를 않는다. 이런 경우는 술로 한번 넘어지면 일어나지를 못한다. 간에서 한 번이라도 신호를 주면 좋으련만 한 번에 넘어뜨리고 재기를 불가능하게 만드는 일이 많다.

술을 좋아하는 태양인들이여. 당신의 간은 언제 당신을 땅바닥에 처박아 버릴지 모른다. 너무 현재의 몸만 믿지 말고, 이 책을 보는 독자 중에서도 눈이 부리부리하고, 장작을 패거나 무엇인가 격투기를 해야 몸이 풀리는 사람이라면 한 번쯤 태양인인지 확인해 보고, 술잔을 들기 바란다.

만물의 영장인 사람은 아무거나 먹는다

송아지는 풀만 뜯어 먹고, 호랑이는 고기만 먹는다. 또 벌의 눈에는 흰 꽃이 안 보인다고 한다. 그래서 노란 꽃만 찾아다니며 꿀을 먹는데, 반대로 나비의 눈에는 노란 꽃이 안 보여 흰 꽃만 찾아다니며 꿀을 먹는다. 그러다 보니 벌과 나비는 서로 싸울 필요가 없는 것이다.

　－배철환 한의사의 『8체질과 사상의학으로 풀어보는 몸』 중에서

　참으로 신기한 일이다.

　송아지를 독초밭에 풀어 놓아도 먹어서 안 되는 풀은 절대 먹지 않는다. 염소에게 여러 가지 풀을 뜯어, 먹이로 주어도 자기에게 맞는 것만 선별하여 먹고, 먹지 못하는 것은 그대로 남긴다. 모두 감지하는 능력이 있는 거다.

　동물들은 서로 싸우고 해서 다치고 병이 들고 죽을 수는 있어도 자연 그대로인 상태에서는 병들어 죽는 일은 적을 것 같다. 그런데, 동물들은 사람의 손이 닿게 되면 병에 걸리게 된다. 소에게 동물성 사료를 먹이니 미쳐서 광우병이 걸리는 것이 대표적인 일이다.

　만물의 영장인 사람은 슬프게도 아무거나 먹는다.

체질을 알면 돈을 버는 것이다

　우리는 질 좋은 음식이나 식재료들을 선호한다. 체질을 알면 자신의 체질에 맞지 않는 것에는 돈을 쓸 필요가 없다. 소양인이 인삼을 사러 갈 필요도 없고, 태음인은 감이나 포도를 사 먹을 필요가 없는 것이다.

먹성이 좋지 않은 소음인은 밥을 잘 해 먹지 않는다. 그냥 사 먹는 경우가 많다. 이것도 어쩔 수 없다. 체질이 그래서이다. 체질만 알면 갈등도 최소화할 수 있다. 체질에 적합한 것에는 돈을 쓰고 맞지 않는 것에는 최대한 돈을 아껴서 잘 저축해 주기 바란다. 먹는 것에 돈이 가장 많이 나가는 것이다.

소양인 체질은 권태를 빨리 느낀다

남녀가 서로 잘 지내는 것은 대개는 오래가지 못한다. 시간이 지나면 넘치던 흥분된 감정은 줄어드는 것이 당연한 결과인지도 모른다. 하지만 서로는 자신의 처지에서만 생각하고 사람이 너무 달라져 버렸다고, 심지어 속았다고 한탄을 한다.

이것은 모두 착각하는 것이다. 처음에 가졌던 흥분된 기운이 영원히 지속할 거로 생각한다. 실제로는 본인도 감소했으면서 모든 것을 상대방 탓으로만 돌린다. 지극히 자연스러운 현상이다. 그래도 음인 체질은 급속하게 흥분이 빨리 식지는 않는다.

남녀 간의 설레던 마음은 멀리 달아나 버리고 요구사항만 많아지고 심지어는 훈계하는 정도에 이르게 된다. 내가 너를 만나서 행복하다가 아니라 내가 너를 만나서 이 모양이다로 바뀌게 되는 것이다. 웃지 않을 수 없다.

소양인 체질은 권태를 더 빨리 느낀다. 항상 새로움을 추구하려 한다. 오래 가지고 있는 법이 없다. 음인 체질은 그래도 몇 년 가고 평생 꾸준히 가는 일도 있다. 변화를 그다지 좋아하지 않아서이기도 하고, 열정이 약해서이다. 양인 체질은 금방 달아오르고 금방 식어버린다.

결론은 이것이다. 너무 서로의 기대치를 높이지 말자. 상대방의 권태를 탓하기 전에 자신은 어떤지 되돌아보면 그리 심각한 문제도 아니다. 사람이 신도 아니고 어떻게 항상 그 모습 그대로 만을 원하는가?

땀 없는 태음인에게 힘쓰지 마라

어떤 사업이고 태음인을 가려 낼 줄 알아야 한다. 고지식하고 변화를 거부하는 사람들이다. 거의 예외가 없다.

특히 땀 없고 안 움직이고 눕는 것 좋아하는 태음인은 참으로 자신에게 투자하는 것도 인색하다. 아니 투자가 없다. 옷 하나 사 입지 않는다.

돈 들어가는 것은 거부한다. 당연히 돈 내고 운동하는 것은 있을 수 없는 일이다. 돈 들여 사우나에서 목욕하는 것 있을 수 없다. 무료는 좋아한다. 걱정을 달고 산다. 돈이 있는지 없는지는 모르지만 쓰는 일이 없다.

먹는 모임은 좋아한다. 대개는 고도 비만자가 많다. 그러나 운동하지 않는다. 청량음료, 인스턴트식, 햄버거, 족발, 치킨이 입에서 떠나지를 않는다.

땀 없는 태음인만 있다면 세상은 질식할 것이다. 주변인은 살이 찌는 것 걱정해줘도 본인은 걱정하지 않는다. 아무리 설득해도 안 된다. 다이어트는 자신이 죽는 것 같은 모험이다. 해도 대부분 실패한다.

돈이 들어가는 것은 거부한다. 절약이 아니고 변화를 거부한다. 아파도 겁이 많아 종합검사 한 번 안 한다. 무서워서이다. 겁이 많아서이다.

땀 없는 태음인만 있으면 절망이다. 부부가 같은 태음인, 대책 없다. 가족 모두가 태음인, 더 대책 없다. 하지만 사회적으로 큰 문제는 일으키지 않는다. 앞으로 나서지는 않지만, 양인들이 하자는 대로 잘 따라가는 편인데, 느릴 뿐이다.

체질이 가장 필요한 분야가 교육부다

어린 학생들은 자신의 본성에 따라서 진로를 선택하는 것이 자신의 건강을 위해서도 성취도를 위해서도 매우 필요한 일이다.

태양인 체질은 군인, 경찰 같은 무사의 길을 선택하게 하고, 태음인은 활동적이지 못하고, 단체생활에 있어서 적응이 다소 어려울 수 있으니 자영업으로 자기 일을 하는 것이 도움이 된다.

또 소양인은 활동적인 일을 주어서 그 능력을 발휘하게 하고, 소음인은 정적인 일을 맡김으로써 체력도 떨어지지 않고 그 직업에 만족하게 해주어야 한다.

타고난 체질대로 살아가는 것이 모두에게 도움이 된다는 것을 잊지 말자.

이제부터는 체질을 고려해서 진로를 구분해주자. 이런 말을 하는 필자가 이상한가? 대한민국에 살아가면서 음양오행의 원리를 고려해서 건강관리를 해보자는 건데, 그리도 이상한 말인가?

음인과 양인의 비율은 1:1이다

한국인이 무엇이 특별하다고 태음인 체질이 50%라고 한다. 조금만 비만한 사람은 모두 태음인으로 말해버리는 것이다. 이는 개선이 필요한 부분이다. 한국인은 태음인이 50%라는 이야기는, 체질은 이 나라에서만 하는 말이다. 이것은 수정이 되어야 할 이야기이다.

모든 만물은 음양이 1:1이듯이, 음인과 양인의 비율도 1:1이다. 이 자연스러운 원리로 사상체질에 접근하면 새롭게 체질이 다가설 것이다. 그런데 무슨 진리라도 되는지 태양인은 거의 없고, 태음인은 50%라고 한다. 이러다 보니 체질이 관심이 없고, 큰 가치가 없어 보이는 것이다. 체질을 새롭게 접근할 때이다.

태양인도 25%이고 태음인도 25%이다. 소양인도 25%이고 소음인도 25%이다. 선뜻 동의하기가 어려울 것이다. 기존의 생각대로 체질을 이야기해서 호응을 얻은 것이 없다. 그러면 다른 각도로도 생각해 보아야 할 것이다.

태음인은 의료기관에서 보기가 어렵다. 우선 아파도 몸으로 때우는 경우가 많다. 자기 주머니에서 돈 나가는 것도 못 하고, 자신에게 투자하는 것은 더욱 못한다. 그저 집안에서 빈둥거리고, 운동해도 돈이 들어가는 운동 센터는 활용하지 못하고 어쩌다가 천변을 걷는 것이 전부인 것이다. 태음인이 비만약을 자기 돈을 지급하고 먹는다는 것은 있을 수 없는 일이다. 그런데도 우리는 몸이 조금 비만하면 태음인으로 취급해버리니 태음인이 50%라는 말을 하는 것이다.

태양인도 25%이다. 실제로 태양인은 모습에서 어느 정도 찾아질 수 있다. 눈매 주위와 각이 진 얼굴이 달라 보인다. 조금만 교육을 하면 누구나 태양인은 모습에서도 가려낼 수 있다. 태양인은 자신의 기가 너무 강하다 보니 남들과 잘 융합이 안되고, 혼자서 행동하는 경우가 많아 우리가 실제로 많이 못 보는지도 모른다. 그러나 길을 다닐 때 태양인을 많이 본다. 운동선수 중에서도 많이 보인다. 그런데 실제로 모임에서는 많이 보이지를 않는 것이다. 자신의 개성이 너무 강하다 보니 그러한 것으로 생각이 된다. 그리고 술을 선호하지 않아서 그런지도 모른다.

소양인은 정말 모든 곳에 포진해 있다. 각종 행사에도 소양인의 참여도가 두드러진다. 좋은 일이던, 나쁜 일이던, 선한 일을 행한 자든, 범죄자든, 사기꾼이든, 소양인이 모든 국가 사회를 이끌어간다고 보면 된다.

그래서 소양인에 관한 연구가 되면 체질은 70% 이상은 실현한 것이다. 소양인이 모든 것을 주도하고 다른 체질은 거기에 맞추어 가는 것이다. 조금 어려운 이야기일 수도 있다.

건강에 관한 관심도 소양인이 압도한다. 몸에 좋다는 약재나 음식에도 소양인 체질은 관심을 많이 가지는 것이다. 희로애락의 모든 것을 소양인이 주도하는 것이다. 소양인도 25%인데, 주도하다 보니 많이 언급되고 많아 보이는 것이다.

냉면은 겨울 음식이다

여름에는 몸이 더워도 배가 찬 것이다. 반대로 겨울에는 몸은 차도 뱃속은 따뜻한 것이다. 여름에 찬 것을 많이 먹으면 배탈이 나고 복통 설사가 오는 경우가 허다하다.

시원한 물냉면 한 그릇 먹고서 며칠간 배가 아프고 설사를 하는 경우도 많다. 뱃속이 찬데, 찬 음식이 들어가기 때문이다.

냉면을 겨울에 먹어보면 물냉면을 한 그릇 이상 먹어도 배탈 설사가 없다. 뱃속이 따뜻해서인 것이다. 그런데 여름에는 냉면집에 손님이 넘쳐나고 겨울에는 개장 휴업인 경우가 많다.

전에 남북 이산가족 만남에서 평양에서 겨울인데 냉면을 주는 것을 보았다. 음양의 원리를 아직은 북한에서는 실천하는 것으로 보였다.

겨울에 우리가 손님을 초대해서 냉면을 대접하면 두고두고 욕먹을 일인데 말이다. 음양의 원리를 무시하지 말자. 아니 잃어버린 음양의 원리를 잘 찾아서 자연에 순응하며 살아갔으면 한다.

그것이 건강을 지키는 기본일 지도 모른다.

태음인은 기름진 음식을 먹어야 힘이 난다

채식해야 좋다는 주장이 우세하다. 어떤 사람도 육식을 위주로 하자는 사람은 없다. 그러나 채식과 육식의 의미를 정확히 아는 것이 중요하다.

폐가 약하고 간이 강한 태음인은 가끔은 육식이나 기름기 있는 음식을 먹어줘야 에너지를 얻는다. 과음한 다음 날 기름진 음식을 먹어줘야 기운이 나고 숙취에서 벗어날 수 있다.

반대로 폐가 강하고 간이 약한 태양인 체질은 채식으로 섭생하는 것이 좋고, 육식을 잘할 것 같이 보여도 육식을 하면 힘들어한다. 대단한 발견이다.

장기 중에서 담즙은 육류를 소화하는데 필요한 소화액이며 간은 그 담즙을 생산하는 기관이다. 따라서 육식을 좋아하고 많이 섭취해야 하는 사람은 담즙을 생산하는 간을 강하게 타고난 사람이다.

체질진단 없이 막연하게 채식만을 고집하거나, 육식만을 고집하는 것은 질병의 시작을 의미한다. 그래서 고기만 먹으면 탈이 난다는 것도 반이고, 채식만 하면 기운이 너무 없다는 것도 반이고, 모두 옳은 말이다.

신경성이라는 말을 좋아하지 않는다

한방 상담을 하다 보면 환자 본인은 몸이 몹시 아픈데 병원 검사상은 아무 이상이 없다는 진단을 받는 경우가 허다하다. 이럴 때는 대개 신경성으로 진단을 해버리니 환자 본인은 오히려 진단명이 나오기를 바라는 경우도 본다.

본인은 몹시 아픈데 신경성이라 하면 가족과 주변인들에 체면이 안 선다는 사람들도 있다. 이 경우도 체질을 고려해서 설명해주면 이해도 빠르고 마음도 풀린다. 아프다고 하면 그 말을 잘 들어주고 아픈 것을 지지해준다. 이것도 치료의 한 부분이다.

최근에는 태양인을 놓치면 안 된다는 생각을 많이 한다. 소양인과 마찬가지로 건강에 관한 관심도나 적극성이 많다는 것을 실감한다. 음인과 양인이 어쩌면 이리도 다른 건지 새삼 느끼고 있다. 그래서 체질에 대한 할 이야기도 많다. 우리는 한국인인데 혈액형은 모르는 사람이 없고, 체질은 어쩌면 이리도 모를까 하는 생각이 든다.

차갑다는 것에 부정적인 생각이 많다

차가운 음식만 먹으면 소화가 안 되고, 잘 체하고, 설사한다는 경우가 많다. 대개 이런 사람은 돼지고기, 참외, 오이, 보리, 이런 것을 찬 음식으로 간주해버리고. 부정적인 마음이 앞선다. 소양인, 태양인 중에도 이런 경우가 흔하다.

그래서 이런 음식을 권하게 되면 바로 반문한다. "나 그것만 먹으면 속이 뒤집혀요." 하면서 예외가 없다고 한다. 몸이 마르고 예민한 경우는 더하다. 따뜻한 것을 먹어야 속이 편하다고 위안을 한다. 그러나 생각의 전환이 없으면 몸은 개선이 되지를 않는다.

앞으로는 돼지고기, 참외, 오이를 차가운 음식이 아니라, 수분을 만들어내는 것으로 바꿔 말해보자. 홍보와 계몽이 필요하다.

이 책에서는 모든 것을 물과 불의 관계로 보고, 물을 만들어내는 성질, 물을 말리는 성질로 표현을 할까 한다.

양인 체질은 물이 부족하니 수분이 많아지는 음식을 먹으면 되고, 음인 체질은 물이 충만하여 오히려 수분이 지나쳐서 문제가 올 수 있으니, 수분을 말려주는 음식을 먹으면 좋다고 말하려 한다.

소양인, 태양인은 몸이 차가워도 심장 위로는 열이 많은 것이니 이 열을 풀어줘야 전체적으로 불의 기운이 전해져 따뜻해지고 몸도 좋아질 수 있다는 것을 잊지 말기 바란다.

날씨가 춥다고, 생강차 인삼차를 자주 마시면 양인 체질은 몸의 수분을 말려 더 건조해지고 여러 증상이 나타날 수 있느니 주의해야 한다. 들어본 적이 없을 것이다.

태음인은 술에 장사다

같은 체중과 체력을 지닌 4체질이 술을 마시면 단연 태음인이 오래 버틴다. 그러나 자랑할 일은 아니다. 결국은 비만이 심하게 오고 아랫배가 두둑하게 나온다. 간이 부어서 지방간으로 시작해서 손도 못 대는 여러 질환이 올 수도 있다. 간은 타고나기를 튼튼하게 태어났는데, 그 타고난 튼튼함만 믿었다가는 간으로 망할 것이다.

소양인은 사교적인 목적으로 술을 마셔야 하고 즐기면 되는데, 폭음하게 되면 심장에 심각한 문제가 올 수 있다는 것을 잊어서는 안 된다.

소음인은 과음하게 되면 간에 이르기도 전에 위장에 심하게 탈이 날 수가 있다. 어느 정도 주량이 되면 스스로 일어나는 경우가 좋지만 과하게 되면 토하게 되고 정신을 잃을 수도 있으니 주의해야 한다.

태양인은 기개로 보아서는 술을 잘 할 것 같지만, 간이 약해서 대개 술을 잘 못 하는 경우가 많다. 그런데 술을 좋아하는 태양인은 술로 한번 넘어지면 회복 불능 상태가 된다는 것만 명심하면 된다.

술에는 장사가 없다. 적당량을 하고 끝내야지 술로 인생을 통째로 날릴 수도 있다. 술 먹고 운전하는 동료는 꼭 신고해서 살려내자.

2장.

너는 아느냐, 너의 체질을

먼저 체질을 정확히 알아야 한다

맥주를 마시면 설사를 하는 사람이 있고, 맥주만 마시면 변비가 오는 사람도 있다. 아침에 일어나면 맥주로 인한 숙취가 오래 가는 사람도 있고, 또 인삼을 먹으면 힘이 나며 피로감이 덜해지는 사람이 있고, 반대로 인삼을 먹으면 가슴이 두근거리고 얼굴로 열이 달아오르는 사람이 있다. 이렇게 사람에 따라 반응이 달라지는 것이다.

또 어떤 사람을 숙취 해소를 콩나물국으로 하면 몸이 가벼워지는 사람이 있고, 어떤 사람은 육식이나 기름기 많은 음식을 먹어야 술 마신 뒤 몸이 회복되는 사람도 있다.

어떤 사람은 땀을 내면 몸이 가벼워지는 사람이 있고, 땀을 내면 머리가 아프고 어지러움이 생겨 힘들어하는 사람도 있다. 이렇듯 사람마다 제각각인 것이다.

과거에 소화불량이 있는 사람에게 '삼출건비탕'이라는 처방을 하니 오히려 복용하면 가스가 차고 속이 더부룩하다고 호소하는 경우를 많이 보았다. 과거에는 그 이유를 잘 모를 때도 있었다. 체질에 관해 눈이 뜨이고 살펴보니, 이런 사람은 양인 체질인 경우가 많았다.

소화불량이 오더라도 사람에 따라 체질에 따라 원인이 다르고 치료법이 정반대로 된다는 것이다.

체질의학이란 소중한 우리의 재산이다. 하지만 체질을 정확히 분류하지 못하다 보니, 들어는 봤어도 관심도가 떨어지고 외면 받고 있는 것도 사실이다. 안타까울 뿐이다. 기존의 방식대로 체질의학에 접근하였는데 큰 발전이 없었다면 생각의 전환이 필요한 시기라고 본다. 몇 십 년이 지나도 4개 문답지를 작성하여 분류하는 것은 생각해 봐야 할 문제이다.

한의사가 아닌 일반인이 체질을 강의하고 하는 경우도 많이 본다. 나름 들어볼 만할 때도 있지만 이 경우는 병리적인 부분은 살피지 않는 모순이 있다. 어찌 되었든 많은 사람이 관심을 가지고 강의를 하든지, 전달하든지 존중해 줘야 한다. 단 체질의 장점을 정확히 파악하고 전달되었으면 하는 마음이다.

정확한 체질 분류를 위하여 큰 노력이 필요한 것이고, 잘못된 체질에 대한 생각도 개선이 되었으면 하는 마음이다.

너는 아느냐, 너의 체질을

겉으로 나타나는 것보다는 본성을 찾아야 체질에 정확히 접근할 수 있다. 사상체질이란 태양인, 소양인, 태음인, 소음인으로 분류된다. 이것의 진단이 어려우면 양인, 음인만으로도 분류해주면 체질에 접근하는 좋은 방법이 될 것이다.

어떤 사람을 두고 체질감별이 어려워 심지어는 한 사람을 두고 4

인 4색의 체질진단이 나오는 수도 있으니 실로 체질감별은 간단한 일만은 아니다. 그러나, 남녀노소 누구나 감별해줄 수 있어야 한다.

이 지구상에는 수많은 생물이 존재하는데 인간에게만 체질이라는 혜택을 주어 다른 동물이나 식물과 구별하게 했는데 그러한 이유로 사람을 만물의 영장이라 하는 것인지도 모른다.

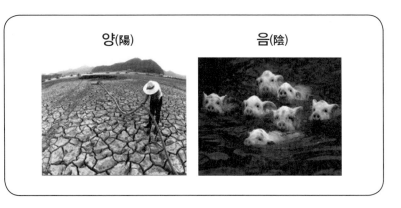

체질의학은 정확한 체질감별이 먼저이며, 어떤 다른 이론적인 내용을 기준으로 하여 고르는 식의 체질감별은 없어져야 한다. 체질을 먼저 정확히 진단해주고 그 체질의 내용에 본인이 맞춰가야 한다.

체질감별 시 첫째, 몸의 생김새를 보고 감별하는 법, 둘째, 성격 성정을 보고 감별, 셋째, 질병을 가지고 감별하는 법, 넷째, 설문지를 통한 감별로도 체질을 알아낸다고 하지만 이 방법으로는 한계에 부딪히게 되며, 제시한 이 방법과 반대의 경우도 많다는 것을 잊어서는 안 될 것이다.

아버지는 소양인, 어머니는 태음인

필자의 가족관계는 부모님과 오 남매다. 자식까지는 그 전선이 넓어지니 확대하지 않으려 한다. 아버지는 전형적인 소양인 체질이다. 어떤 일을 추진하는 힘이 강한 분이다. 몸이 불편한 장애인이시지만 상상을 초월하는 엄청난 일들을 많이 해내셨다. 어머니는 항상 걱정이 많고, 겁이 많은 태음인 체질이다. 아버지가 일을 추진하려 하면 어머니는 우선 반대다. 그러다가 옥신각신하며 결국은 일이 추진된다.

5남매 중 누나만 소양인이고 형, 필자, 여동생, 남동생 모두 태음인이다. 태음인의 기운이 많다 보니 큰 투자를 해서 망했다거나, 사기를 쳐서 감옥에 간 사람도 없다. 일을 크게 벌이지 않는다는 것이다.

아버지는 아침 7시 전에 일어나서 8시 전에 항상 집을 나선다. 휴일에도 9시 전에 집을 나서서 돌아다니신다. 부지런하시다고 볼 수 있다. 어머니는 밥에 대해서는 지존이다. 어릴 때도 챙길 사람 많아도 오 남매 도시락을 싸주었고, 반찬은 단연 친구들에게 인기가 많았다. 그 정성스러운 밥 기운이 강하게 작용한 탓으로 형제들이 특별히 아픈 사람 없이 지낸다. 항상 감사한다.

아버지는 팔순을 넘으셨고 어머니도 팔순에 가까워지고 있다. 지금도 두 분이 차를 타고 드라이브 하러 다니신다. 전혀 다른 체질을 가졌는데도 잘 다니신다. 두 분의 건강을 기원해본다.

체질의학은 사람이 먼저고, 마음에 중심을 둔다

먼저 사상의학은 약이나 질병의 입장에서 사람을 관찰하는 것이 아니고, 사람의 관점에서 질병을 보는 사람 위주의 의학이다.

아무리 명약이라 하여도 완전한 효과를 지닌 약은 없다. 갑돌이에게 좋은 약이 갑순이에게는 특효약이 아닐 수도 있듯이, 개인의 성향과 천성, 체질에 따라 다르다는 것이다. 이를 꼭 명심하자. 내가 좋은 효과를 보았다고 해서, 저 사람도 같은 효과를 볼 수는 없다.

대개 음식이나 살아가는 외부의 영향으로 질병이 오는 것으로 알지만, 실제로는 칠정의 마음이 과하거나 부족하게 되어 오는 마음의 변화가 병을 만들고, 또 이를 잘 조절하여 병을 치료하는 것이 체질의학이다.

감정의 조절도 똑같이 하려 할 필요가 없다. 음인은 즐거운 마음을 유지하도록 잘 조절하고, 독서나 음악감상 미술 감상들을 통해서 지나치지 않음이 중요하며, 양인은 분노의 마음이 많으니 이를 적절히 풀어내는 가무를 직접 실천을 통해서 잘 이겨내야 한다.

같이 살아가는 사람들도 양인에게는 스트레스를 주지 않도록 노력해야 하고, 음인에게는 육체적인 일을 너무 많이 주게 되면 양기가 소모되어 활동하는 데 지장이 생김을 잊으면 안 된다.

이를 알아서 체질을 통해서 맡을 직무를 선별해서 주는 것도 그 조직의 발전과 건강을 위해서도 고려해봄직하다.

아직은 이를 실천하는 조직은 한 곳도 없을 것이다.

설문지로 하는 진단은 참고만 해라

　몇 십 년이 지나도 아직도 설문지 조사를 한다. 설문지를 이용한 것은 현재 자기 상태를 기재하는 것이다. 이 방법은 맞을 수도 있지만, 자신의 체질과 반대로 살아가는 사람은 잘못 판단이 된다. 이런 사람을 너무도 많이 보아 왔다.

　겉만 보고 판단하는 것이다. 체질 분류를 먼저 정확히 해주고 정확히 나온 체질에 맞추어 살아가게 해주어야지, 설문지를 이용해서 하다 보니, 내성적이다, 몸이 차다, 소화가 안 된다, 왜소하다, 나서는 것 싫어한다 하면 전부 다 소음인이 되는 거고, 몸이 비만하다, 땀이 많다, 겁이 많다, 운동을 안 좋아한다 이러면 모두 태음인이 되는 것이다.

　이 방법은 참고는 할 수는 있어도 체질을 정확히 진단하는 방법으로는 적합하지 않다고 본다. 설문지를 이용한 진단은 한 번쯤 다시 생각해 보았으면 한다. 생각의 전환이 필요한 시기이다. 정보가 넘쳐나는 시대, 사상체질에 대한 접근 방식의 개선이 한의학에 대한 국민적 인식을 전환할 수 있는 중요한 시기이기도 하다.

음식의 질을 따지기 전에 성질을 먼저 따지자

어떤 먹거리를 소개할 때 대부분은 중국산이냐 국산이냐 좋은 것이냐 질이 떨어지는 것이냐를 먼저 따진다. 당연한 이야기다.

그러나 체질을 안다면 달리 생각해 보자. 자기한테 맞는 먹거리나 약재는 좋은 것을 사용하고, 자기한테 안 맞는 약재나 먹거리는 멀리하거나 혹시 먹더라도 질이 떨어지는 것을 먹어야 영향을 덜 받는다.

처음 들어보는 말일 것이다. 내가 말하고도 이상하지만 잘 생각을 해보자. 소양인이 돼지고기를 먹을 때는 질이 좋은 돼지를 먹고, 닭고기를 먹을 때는 질이 떨어지는 닭을 먹자. 이해가 되는가?

나도 이 말을 하기까지는 고민을 많이 했다.

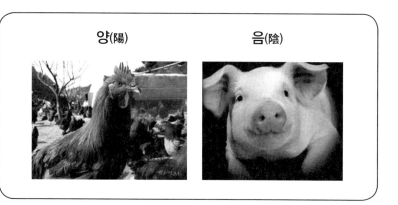

양(陽)　　　　　음(陰)

증상이나 진단명에 연연하지 말자

대개 어떤 증상 질환명을 가지고 어떻게 하자, 무엇을 복용하자 이런 이야기를 많이 논한다. 하지만 사람이 모두 똑같지가 않다.

예를 들어 소화가 안 되어도 본래 소화 기능이 선천적으로 약한 소음인이 있고, 화가 많아서 그 화가 위를 건드려서 소화가 안 되는 소양인이 있고, 움직임이 너무 없어서 노폐물이 많아져서 소화가 안 되는 태음인이 있고, 오히려 위에 열이 많아서 식도염이 흔한 태양인이 있는 것이다.

이 경우 치료법과 사용하는 약재, 섭생법은 완전히 다른 것이다. 그런데도 그냥 양배추즙과 매실차만 먹을 것인가?

증상은 증상일 뿐이다

52세 여성

-몸이 차다.
-소화가 잘 안된다.
-내성적이다.
-나서서 노래 하기 좋아하지 않는다.
-관광버스 타고 놀러가서 춤 추는 것을 안 좋아한다.
-머리가 아프고 어지럽다.
-허리가 아프다.

위 내용만 봐서는 누구나 소음인이라 할 것이다. 그러면 이런 내용의 설문지에 기록이 되고 소음인이라 할지 모른다. 대개 체질 강좌가 이렇게 이루어지는 것으로 보인다.

이것은 현재의 자기 상태를 적는 것이다. 자신의 본성은 오랜 기간에 변화된 경우가 많다.

양인 체질이 자신을 억누르고 화를 담아두어서 이렇게 착하게 변신한 때도 있다. 그런데 이 경우는 대부분이 몸이 매우 아프거나, 큰 질병으로 고생하는 경우가 대부분이라는 것이다.

가장 많이 보아 온 경우를 적은 것이니, 여러분도 비교해보기 바란다. 위 내용과 일치하는 소음인은 건강할 것이고, 만약 소양인 체질은 매우 아프다는 것이다. 후자일 경우는 한방 사상체질의학으로 치료가 잘 되니 걱정은 말자.

단 당사자가 이해하고 잘 따라와야 한다. 억눌려서 살아온 소음인 같은 소양인들에게 말하고 싶다. '당신 마음속에서 하라는 대로 사세요. 눈치 보지 마세요. 너무 바르게 살려고 하지 마세요.'

체질을 알면 자신과 상대방의 장점은 살리고, 단점을 보완할 수 있다

　자신의 체질, 가족의 체질, 직장 구성원 간의 체질을 정확히 파악하고 있다면 자신을 포함한 주위 사람들의 장단점을 파악하는 것이 가능해지고, 생활하는 데도 이해하고 포용하거나 어떤 일을 수용하는 것도 수월해질 것이다. 적어도 자신과 상대방의 건강을 해치는 실수는 현저히 줄어들 것이다.

　자라나는 학생들에게는 자신의 진로 선택에도 큰 도움을 줄 수 있고, 일에 지쳐서 퇴직을 고민하는 사람에게는 퇴직해야 하는지, 조금 더 견뎌야 하는지도 조언해줄 수 있는 장점이 있다.

　누구나 살아가는 것이 힘들다고 한다. 그러나 그것이 몸이 힘든 것인지, 마음이 힘든 것인지를 파악하려면 먼저 체질이 전제되면 큰 도움을 받을 수 있다.

　만약에 소양인의 힘든 원인이 몸이 힘든 것에서 온 것이면 몇 일간 몸을 쉬어주면 되지만, 스트레스를 감당 못 할 정도면 일을 바꾸어 보는 것도 권해 볼 일이다.

　반대로 소음인은 몸이 힘들다면 현재 직업을 고려해 보아야 할 것이고, 스트레스로 인한 것이면 마음 조절로 잘 이겨내면 된다.

　양인은 마음이 불편한 것, 음인은 몸의 체력에 비해서 에너지 소모가 너무 많은 것은 고려해 보라는 것이다.

체질별 외형적 특징

소양인-가슴이 넓고 당당하지만, 엉덩이부터 다리까지의 하체가
　　　약해보이고 가늘다.
소음인-가슴이 빈약하고 등이 굽어보이며 엉덩이가 실하고 다리
　　　가 튼튼하다.
태양인-목덜미의 올라가는 기세가 크고 힘이 있으나, 자세에서
　　　허리의 중후함이 약하다.
태음인-서있는 자세에서 허리가 중심이 있고 두툼해 보이나 목
　　　덜미로 올라가는 힘이 없다.

타고난 체질은 변하지 않는다

현재의 자신의 상태를 보고 체질을 진단하는 것은 오류가 생길
수 있다. 먼저 어떠한 방법이든지 정확히 체질진단을 하는 것이 중
요하다.

소양인으로 진단을 정확히 받았는데 자신의 현재 상태하고는 다
른 경우가 많다. 이것은 자신이 지금까지 여러 환경적, 사회적인 것
으로 변화되어 나타나는 상태를 표시하는 것에 불과하다. 그러나
중요한 것은 타고난 체질은 절대 변하지 않는다는 것이다.

항상 몸이 아프고, 건강에 문제가 있는 경우라면 자신의 본성에 반대로 살아온 것은 아닌지 철저하게 점검해 볼 필요가 있다는 것을 다시 강조한다.

장부의 허실 관계

소음인 체질–신대비소(신장이 튼튼하고 비장이 약하다)
소양인 체질–심실신허(신장이 약하고 심장에 화가 많다)
태음인 체질–간대폐소(간에 열이 많고 폐가 약하다)
태양인 체질–비대간소(비장에 열이 많고 간이 약하다)

장부의 관계

폐장, 심장, 비장 → 양(陽)적인 장기
간장, 신장 → 음(陰)적인 장기

실(實)		허(虛)
목 간장 간열(肝熱) 태음인	< >	金 폐허
火 심장 심화(心火) 소양인	< >	水 신허
土 비장 비실(脾實) 태양인	< >	木 간허
金 폐장 폐열(肺熱)	< >	火
水 신장 신실(腎實) 소음인	< >	土 비허

이런 질문을 많이 받는다. 이것 먹으면 어디가 좋아요? 이것 먹으면 피가 맑아지나요? 이것 먹으면 몸이 따뜻해지나요? 등 사람들은 어디에 무엇이 좋다고 방송에 나오기라도 하면 빚을 내서라도 먹고 싶은 충동을 느끼는 것도 부인할 수 없다.

체질을 통해서 건강과 적성, 직장 내에서의 관계, 학생들의 진로 선택, 음식과 생활방식, 심지어 민원인들의 경향, 건강에 관한 관심도까지 체질에 결부시켜 이해한다면 삶의 가치는 높아질 것이다.

자신의 체질을 정확히 알아 장점은 살리고 단점은 보완해 나가며, 자신의 본성을 찾아가고, 자신에 맞는 섭생에 조금이라도 신경을 써서 더욱 건강한 삶이 되기를 바란다.

3장.

왜 우는 것도 참으세요?

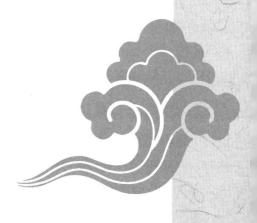

내려가기

봄은 바람의 계절이다. 같은 위도상의 지중해 지역보다 동북아시아는 계절풍 영향으로 바람이 많다. 음양오행 상 봄은 양기가 솟아나며, 오행 관계상 목, 풍, 오미는 신맛, 오색은 파랑, 오장은 간을 잘 관리해야 하는 때이다.

지금이야 무슨 풀 뜯어 먹는 소리냐고 하겠지만, 100여 년 전에 코리아에서는 통하던 철학이었다.

인간을 비롯한 모든 생명체는 자연에 순응하며 살았다. 오히려 그때가 더 현명했을지도 모르고, 현인들이 훨씬 많았다. 잘 먹어도 지나치면 비우기만 힘들고, 좋은 집에서 살아도 일주일이지 그리 좋은 것 오래 못가고, 잘 먹고, 잘 입어봐야 그 행복이 얼마나 가겠는가?

황희는 보리밥에 된장, 풋고추만 올리고 식사를 했어도 장수했으며, 다산 선생은 아들에게 보내는 편지에 음식은 죽지 않게만 먹으라 한다. 어차피 입에 들어가서 목구멍을 넘어가면 그만이고, 고량진미는 항문만 힘들어진다고 유머를 던진다.

소박한 의식주를 당부한다.

현대인들이 체력이나 건강이 좋아져서 장수하는 것은 아니다. 그리 잘 먹고, 몸은 안 움직이고 편안함만 추구하는데, 오장육부는 고달플 것이다. 단지 의료기술이 발전해서 생명만 연장되었을 뿐이다.

사람은 먹는 욕심, 돈 욕심, 지위 욕심이 병들게 하는 법, 그리도 내려놓기를 못하는 건지 측은할 뿐이다.

개인적으로 언론을 통해 비치는 비호감들이 너무 많다. 그 탐욕은 끝이 없고, 온갖 거짓이 판치고, 정신들이 나간 모양새다. 그래봐야 얼마나 성취감이 있는지 모를 일이다.

저런 꼴들을 보고 듣는 두 눈과 귀를 깨끗한 물에 씻어내야 할 때가 많다.

당신은 행복한가요?

심리학자들이 말하기를 행복을 결정하는 두 가지 질문이 있다고 한다.

첫째, 지금 내가 하는 일이 나에게 의미를 가져다주는가?

둘째, 나와 주변 사람들과의 관계가 좋은가?

이 두 가지 질문이 사람들의 행복의 열쇠라고 한다.

자신의 체질을 정확히 알아서 체질에 맞는 섭생법을 하고, 또한 자신의 타고난 본성을 찾아서 본성대로 살아가려고 노력하다 보면, 자신이 하는 일에도 더욱 성취감과 행복감을 가질 수 있을 것이며, 건강한 삶을 위해서 매우 중요하다고 볼 수 있다.

아무리 재력이 있고 명예가 있어도, 건강하지 못하면 필요가 없다고들 한다. 현대는 너무 잘 먹는 것이 건강을 해치는 것이라는 것은 모두 인지하는 사실이다. 배고파서 건강을 잃는 사람보다 비만으로 건강을 잃는 사람들이 더 많다. 살을 찌려는 사람보다는, 빼려는 사람이 더욱 많으며, 비만은 모든 질병의 가장 큰 원인이 된다.

우리는 몸이 점차 비대해질 뿐, 진정한 영양분을 흡수하지 못하고 있다.

또한, 지나친 욕심으로 채우려고만 든다면, 몸과 마음은 큰 스트레스를 받을 것이며, 행복한 삶과는 멀어질 수밖에 없다.

전에 EBS 라디오 고전 읽기(장자편)에서 기억에 남는 구절이 있어서 소개하려 한다.

企者不立(기자불립), 跨者不行(과자불행) -노자 도덕경 24장

발뒤꿈치를 들고 얼마나 오래 서 있을 수 있을까요?
보폭을 멀리해서 걸으면 얼마나 오래 걸을 수 있을까요?

발뒤꿈치를 들고 오래 서 있지 못하고, 보폭을 멀리하면 오래 걷지 못합니다.

그것은 자연(自然)스럽지 못하고 억지로 하는 것이고, 본성(本性)을 거스르는 것이기 때문입니다.

집착과 아집, 편견과 고집, 지나친 감사, 만들어진 친절
자연(自然)의 순리를 거스르는 의도적인 것은 오래 가지 못합니다.
이런 것들을 마음에 지니고 있으면 마음이 무겁습니다.

인위적인 것을 내려놓고 소박하게 비우면
스스로 되어있는 상태, 자연(自然)으로 돌아갑니다.

내버려 두어라(Let it be)

그냥 생긴 대로 본성(本性)대로 흘러가는 대로
그대로 살면 안 될까?

꽃은 저 스스로 필 때 알아서 피고
나비는 저 스스로 번데기에서 나와서
화려한 날갯짓한다.
연어는 때가 되면 스스로 강물을
거슬러 올라 알을 낳고,
제 할 일을 다 한 어미 문어는 새끼들의
먹이가 된다.

무언가 일을 억지로 하는 것은, 사람밖에 없는 것 같다.

출세를 위해 이력을 위조하고,
군대 안 가려고 멀쩡한 팔다리를 망가뜨리고,
취미도 소질도 안 되는 아이를 아침부터
밤까지 이 학원 저 학원으로 돌려댄다.

어떻게 한다고 오늘이 내일이 되는 게 아니고
지구가 거꾸로 도는 것은 아니니까 말이다.

아마 그래서 그룹 비틀스도 그랬나 보다.
회원 간의 갈등이 심할 때 옥상에 올라 노래했다.
"힘든 시간 속에 있을 때
어둠의 시간 속에 있다고 느껴질 때
속삭이는 소리가 있었다.
Let it be 내버려 두어라. 내버려 둬요!"

오늘 비가 오면 내일은 해가 뜨겠지.
나는 오늘도 비틀스의 Let it be를 듣는다

다른 사람의 삶과 행복, 나의 삶과 행복 모두 다르다는 것이다.
각자의 본성이 있는 것이고, 그것을 거슬리지 말자는 것이다.

모든 일에 경쟁력을 키우자고 말을 한다. 모 교수는 '현대 교육'에 비유하여서 이렇게 말한다. "학생들의 머리카락을 자르고 입는 옷을 지정한다. 또 색깔을 지정하고 장식을 명령한다. 또 공부의 시간과 내용, 생활의 범위나 규칙을 제도로 묶어놓고, 학생을 틀에 박힌 듯이 키운다.

그러다 보니 학생 중 30%는 생기가 시들어간다. 또한, 아무 휴식도 없이 공부하고 명령에 따르게 한다. 앞에는 대입과 출세라는 목표를 걸고 뒤로는 낙오자라는 처벌로 위협한다. 이러다 보니 학생 절반은 병들고 만다."

이건 경우가 아니다.

생긴 대로 본성대로 사는 것이 가장 자연스럽고 행복한 것이다.

돈, 허영, 성공이 무슨 소용인가

어떤 직장인 연봉이 얼마 정도 된다. 정규직은 얼마고, 비정규직은 얼마고, 최고 연봉자는 얼마고, 세계 부자들은 누구고, S그룹 병석에 누워있는 아무개는 얼마의 재산이 있고, 참 귀에 거슬리는 이야기들이다. 왜 그런 것에 관심이 있고, 그런 뉴스를 내보내는 이유는 무엇일까?

사회적으로 위화감을 만들어서 분노를 유발하려는 것일까? 당신도 수단과 방법을 가리지 말고 악착같이 그리되어보라는 것일까? 참 불필요한 소식이 아닐 수 없다.

사우나 안에 있어 보면 돈 이야기가 참 많다. 어떤 가게는 월수입이 얼마라고 잘들도 안다. 나보고 월수입이 얼마냐고 물어보는 사람들도 있다. 건물이 몇 개 될 거라는 둥 소설을 쓴다. 몸 건강하게 마음 편하게 살자는 나로서는 쓴웃음을 지을 뿐이다.

유치원생도 이 자리는 건물 지을 자리가 아니다 알겠는데도 홀로 몇 년씩 임대를 붙이고 눈비를 맞는 건물이 허다하다.

나이 오십에 건물 하나는 있어야 한다. 동의하기 어렵다. 그러다가 세입자에 원한이 싸여 피해를 당한 동료도 보았다. 분수에 맞게 사는 것이 최고다. 누가 한다고 따라 하는 것은 하지 말아야 한다.

부질없는 짓이다.

건강하게 90년을 살면 정말 장수했다 하지 않을까? 조선 시대 정승 황희는 딸 시집보낼 때 너무 가진 게 없었는데, 그 사실을 안 세종이 공주의 격에 맞게 혼사를 치러 주었다 한다.

또 퇴계 이황은 죽고 나서 수의 살 돈이 없어서 임금이 해주었다는 말도 있다. 돈이 있으면 편리는 하겠지만 그게 전부는 아니다 하면서도 온 나라가 돈타령이다.

어디를 가도 서비스하는 이들의 표정은 밝아 보이지 않고 눈가가 벌겋게 상기되어 측은해 보인다. 3년 전 코타키나발루에 갔을 때 그 주민들의 표정이 최고다. 가식이 없다. 만족하며 사는 최고의 모습이다. 행복지수 또한 높다.

이 나라는 어찌 될지 걱정이 든다. 돈에 찌든 세상, 허영에 물든 세상, 변화가 있기를 기대해본다.

개한테도 체질이 있나요?

2003년 소양인 한의원으로 간판을 바꾸니, 체질에 관해 도움을 받고자 하는 분들이 많이 찾아왔다. 정말로 많이 찾아왔다. 자면서도 잠꼬대로 체질을 말할 정도였다.

소양인은 내성적이든, 외향적이든 몸속에 적극적인 양적인 기운을 가지고 있다. 그래서 모든 것에 참여도는 소양인이 우세하다.

어디가 아파도 병원을 찾는 경우도 소양인이 다수이고, 건강에 관한 관심도 소양인이 압도적이다. 그래서 양인, 음인이 충돌 없이 굴러가는 건지도 모르겠다.

한때는 개고기를 강조한 적이 있다. 체질에 가장 열정이 많을 때는 소양인 체질은 개고기를 먹지 말라고 강조했다.

어느 날 60세 정도 되는 남자분이 체질진단을 의뢰했다. 나의 첫 질문은 "혹시 개고기 드세요?"였다. "아주 좋아해요." "선생님, 앞으로 드시지 마세요. 큰일 납니다."

제법 원장의 말이 아찔했는지 심각한 표정으로 나갔다. 며칠 후 다시 와서 질문을 던진다. 저번에 개고기를 먹지 말라고 했는데,

고민을 많이 했단다.

"사람도 체질이 있잖아요. 그러면 개한테도 체질이 있을 것 아니요. 그러면 나한테 맞는 체질의 개를 먹으면 어떨까요?" "네?"

무척 일리가 있는 질문이었다. 원장도 거기까지는 생각을 못 했다. 이 분은 그 정도로 개고기를 좋아하는구나, 괜히 이분 낙을 빼앗은 것 같아 미안했지만, 그 당시는 원장도 퍽 융통성이 없었나 보다.

"선생님, 체질은 사람한테만 있어요. 개는 양성인 성질만 있어요. 그래서 선생님은 개고기를 드시면 큰일 납니다. 돼지로 갈아타시죠." 아마 지금 같으면 드시라고 했을 거다. 2003년 무렵에는 이랬다.

그리고 워낙 이런 일이 많아지다 보니 연세가 있으신 남자들은 체질을 진단할 때 조심스러워질 수밖에 없었다.

음과 양

음적인 장기는 간장과 신장이다. 간장이 왕성한 태음, 신장이 충실한 소음, 반대로 간장과 신장의 기운이 허한 체질은 양인 체질인데, 간장의 기운이 허한 태양과 신장의 기운이 약한 소양으로 나뉜다.

양적인 장기는 폐장과 비장이다. 폐가 왕성한 태양, 비장이 왕성한 소양이다.

폐장과 비장은 상부에 위치하고, 양적인 기운으로 운동성이 있는 장부이다. 그래서 폐기, 비기 이런 표현을 많이 사용한다. 이에 반해 간장과 신장은 하부에 자리하고 있고, 음적인 기운으로 운동성이 없는 장부라 볼 수 있다. 그래서 양기를 보한다는 표현보다는 음기를 담당한다고 보면 된다.

그래서 간장, 신장의 기운이 성한 태음, 소음 체질은 양기를 보해주는 것이고, 폐장, 비장의 기운이 성한 태양, 소양 체질은 음기를 보해주는 것이라고 보면 된다.

그래서 음을 보하는 것은 양 체질이고, 양을 보하는 것은 음 체질이다.

자신만의 공간이 필요하다

오랜 시간 혼자 있으면 사람과 사귀는 법이 미숙하다. 일도 마찬가지이다. 인간은 의외로 무언가를 꾸준히 할 때 가장 상태가 좋다.

집에서도 자기만의 방을 가지고 싶어 한다. 나이가 어느 때이든 말이다. 50대가 되면 고독감을 안게 된다. 청소년기에는 부모와 떨어지려 한다.

그러나 노화와 죽음이 피부로 느껴지는 중년 이후에는 고독을 당당히 받아들여야 한다. 인생의 마지막 길은 누구나 혼자라는 각오로 삶과 죽음을 대하는 연습이 필요하다.

어느 책인지 어느 영상에서 본 것 같아서 인용해본다. 중년이 되면 집에서 남자는 머무를 곳이 없다. 각자의 방들이 있고, 중년 남자도 서재가 있으면 좋으련만, 창고는 있어도 남자의 공간은 없는 경우가 대부분이다.

그래서 거실의 소파가 유일한 공간일 수도 있다. TV 리모컨은 자신을 지켜주는 무기와 같다. 개집은 있어도 남자의 공간이 없는 것이다. 그래서 중년의 남자는 고독하다. 고독한지를 알면서도 줄기차게 집으로 향한다. 왜냐, 갈 곳이 없어서다.

자신만의 공간을 만들어라. 크기는 문제가 되지 않는다. 생각을 바꾸어야 한다. 가장이라 해서 꼭 집에 가야 한다고 헌법에 나와 있지 않다.

아무리 좋은 집도, 차도, 사람도 시간이 지나면 감흥이 없다. 혹시 가족들이 으르렁거리면 간격을 두어라. 그것이 중년 이후의 남자들이 살 길이다.

여자들은 이야기를 나눌 사람들이 있지만, 남자들은 자신의 속마음을 말할 상대가 그리 많지도 않고 말도 하려 안 한다. 여자들도 자신만의 시간을 잘 관리해야 한다. 너무 가족들에게 매이지 말라.

혼자 있는 시간을 잘 보낼 수 있게 고민해야 한다. 혼자일 때 느끼는 외로움이나 허전함은 때때로 자신을 괴롭히지만, 지금의 과정을 스스로 응원한다면 고독에 대한 적응력은 훨씬 높아질 수 있다.

부부는 일정한 거리가 필요하다

무슨 이상한 말이냐 할 수도 있다. 나이가 먹어 갈수록 부부는 거리를 다소 두자는 이야기이다. 너무 서로 속속들이 세세하게 모두 알고, 간섭하게 되면 둘 중 한 사람은 스트레스를 받는 것이다.

너무 남의 이목을 의식하며 사이좋은 것처럼 살아가는 경우도 많다. 물건 하나 살 때, 무엇 하나 할 때도 일일이 의견을 교환하는 것이 행복은 아니다.

중한 질환이 아니면 병원도 혼자 다니는 버릇을 키워야 한다. 부부인데 어디가 아파서 기대게 되면 좋아질 수도 있으나 스트레스로 서로 더 아파질 수도 있다. 나이가 들수록 홀로서기를 연습해야 한다.

나이 들면 남자들은 밥 얻어먹으려면 아내한테 잘해야 한다고 한다. 언제 잘 얻어먹은 것도 아닌데, 나이 들어서 잘 얻어먹을 것이라고 착각을 말아야 한다. 내가 해 먹으면 된다.

원장님, 지금 들어오지 마세요

아침 출근길, 간호사한테 전화가 왔다. 원장님 어떤 영감님이 와 계시는데 지금 들어오지 말란다. 어르신들한테는 체질을 해주고 먹는 것에 지나치게 집착을 안 하기로 하고 섭생법을 드린다. 아니,

안 주려고 해도 내가 버틸 수가 없다. 후에 벌어질 상황을 짐작하기 때문이다. 오전 9시도 안 됐는데 벌써 오셔서 다른 책하고 다르다고 원장한테 물어본다는데, 아침부터 간호사를 볶아대니 원장이 처할 상황을 뻔히 알기에 간호사가 지금 들어오지 말라는 것이다.

체질을 전문으로 진료를 하다 보면 이런 경우에 불필요한 에너지를 쏟은 경우가 많았다. 특히 70세 이상 된 양인 체질의 남자분들이 심하게 집착한다. 약속해 놓고도 참 어이없게 한다. 어르신들에게 부탁드리고 싶다. 너무 건강프로그램이나 정보를 귀담아듣지 말라는 것이다. 특히 체질은 그냥 참고만 하세요. 고루고루 드시고요. 부탁드립니다.

돈 떼이셨어요?

몸이 아파서 오는 분들 보면 돈을 떼인 사람이 참 많다. 다른 가족한테는 말도 못 하고 끙끙 앓으니 몸이 아파질 수밖에 없다. 화병이 생긴다.

이것을 알아야 한다. 돈을 빌려준 사람은 평생 잊지 못해도, 돈을 빌려 간 사람은 시간이 지나면 잊어버리기도 하고, 알아도 유효기간이 지나 갚을 생각을 안 한다. 빌려준 사람은 언제 갚나 말도 못 하고 기다리기만 하다가 큰 병을 얻기도 한다.

돈 때문에 극단적인 선택을 하는 경우도 많지 않은가 말이다. 조용한 여자분들은 절대 돈 빌려주지 말자. 사람 잃고 돈도 잃고, 결국 자신의 건강마저 잃을 수 있다. 다른 것은 몰라도 마음이 여린 분들은 돈을 떼일 확률이 높다.

어떠한 경우라도 개인적으로 빌려주는 일은 하지 않는 것이 답이다.

한약값은 깎아주면 탈난다

소양인 여성이었다. 소화가 안 되고 어지럽다고 해서 '형방지황탕' 가미로 처방을 해주었다. 약을 다 먹었을 때쯤 다시 내원을 했다. 약을 먹고 좋아졌다고 한다. 전에 보였던 예민함도 누그러졌다. 아프면 예민해질 수밖에 없다.

너무 만족하고 해서 진맥을 다시 하니, 전과 같이 처방을 해 줬으면 한다고 한다. 그러면서 만 원만 깎아 달란다. 워낙 칭찬을 하길래 나도 그러자고 하면서 만 원을 깎아 주고 전과 같이 동일하게 처방해서 한약을 전달했다.

아뿔싸. 며칠 지나서 전화가 왔다. 약값을 만 원을 깎아서 안 좋은 약을 쓴 것 아니냐는 것이다. 참 어이가 없었다. 그냥 약을 착불로 보내달라 하고 바로 환불 처리했다.

아니, 한약을 먹을 자격이 없는 경우다. 이런 사람까지 내가 친절을 베풀 필요는 없었다. 그냥 먹겠다고 하는데 보내달라 했다. 그때는 필자도 한 성질 했었나 보다.

한약은 별의별 불쾌한 경우가 벌어지는 일이 다반사다. 역지사지다. 지금 생각해보면 '그래, 내가 저 입장이어도 그리 의심할 수도 있겠다.' 싶다. 그래서 한약값은 깎지도 말고, 깎아 주지도 말라고 한다.

왜 우는 것도 참으세요?

그저 마음속에 쌓아두며 사는 사람들이 많다. 그러다가 탈이 난다. 어떤 여자 환자분이 진료실 문을 열고 들어왔다. 동행한 사람은 깐깐해 보이는 남편이다.

원장도 숨이 막힌다. 보기만 해도 순간적으로 숨이 턱 막히는데 이 부인은 어떻게 이 많은 세월을 살아왔을까? 원장이 부인에게 어디가 불편하시냐고 물으니, 숨 막히게 보이는 남편이 대답한다. 집에서 아무 하는 일도 하지 않으면서 이렇게 아프다고 한단다. 참으로 가슴에 대못 박는 말이다.

남편 때문에 아픈 것을 모르는 남편이다. 얼마나 부인을 위한다고 저리 따라 다닐까 싶다. 부인은 고개를 떨구고 아무 말이 없다. 남편이 전화가 와서 진료실 밖으로 나가고, 원장은 부인한테 "어디가 불편하세요?" 다시 물으니 갑자기 눈가로 눈물이 막 고여 든다.

울 듯 말 듯 한다. "왜 우는 것도 참으세요?" 하니, 이런! 통곡하신다. 나는 오해를 받을까 봐 진료실 밖으로 나왔다. 밖으로 나간 남편이 통화가 길어져 다행이다. 참 많이도 참아온 분이다. 얼마나 속이 문드러졌을까? 부부가 너무 가깝고 같이 다니는 것 원장은 그다지 좋아 보이지 않는다.

몇 번 남편과 부딪히고 나서 지금은 이 부인 혼자서 씩씩하게 잘 다니신다. 축하할 일이고 잔치할 일이다.

동물보호단체에서 항의 전화 옵니다

2005년 5월 마지막 주 수요일, 전주 MBC 라디오 특진에 상담자로 출연을 시작한 날이다. 오후 3시 10분부터 3시 55분까지 1부, 2부로 나누어져 상담하는데, 1부는 정형외과 상담이었다. 첫방송인지라 긴장이 안 된다고 하면 거짓말일 거다.

2층에 있는 라디오 방송실로 가니 담당 부장이 있고, 아나운서가 있는데 아무 원고도 없이 방송에 들어갔다. 제일 자신있는 것이 체질인지라 그냥 기존의 한방 상담보다는 체질을 가미하여 나름 재미있게 하려 했다.

한의사가 현대의학을 하는 의사같이 상담하는 것도 좋아 보이지 않았고, 감기에 생강차, 유자차가 좋다는 식의 상담도 지양하고 싶었다. 무슨 이야기를 했는지는 모르지만, 방송이 들어가고 얼마 안 있어서 전화 상담이 들어왔다. 남자였다. 상담내용은 본인이 기운이 없어서 그러는데 시골에 있는 어머니가 개소주를 보내준다고 하는데, 복용해도 되냐는 상담이었다.

당시 체질의 열정이 하늘을 찌를 기세였던 원장은 개고기는 소양인 체질은 삼가라고 한참 떠들던 때였다. 개소주는 개고기를 활용하여 건강원에서 한약재를 배합해서 즙을 만들어내는 것을 말한다.

한의사들이 가장 꺼리는 것이었다. 개고기는 양기를 보해주는 보양식이다. 그래서 소음인 체질은 나름 효과를 볼 수 있지만 소양인 체질은 음기를 더 손상하기 때문에 금해야 할 보양식이다.

증상을 물어보니 허리도 아프고, 머리도 아프고 잠도 숙면이 안 된다 해서 나름 소양인으로 가정하고 개소주를 삼가라고 말하는 중이었다.

그때 전화를 연결하는 부장의 문자가 들어왔다. 동물보호단체에서 항의 전화가 올 수 있으니 동물성은 상담을 삼가라는 것이었다. 이런! 이때 급히 긴장이 되었나 보다. 땀이 나기 시작하고 머리가 멍해졌다. 생방송이어서 이런 급 문자가 처음 방송에 출연해서 상담하는 나로서는 당황할 수밖에 없었다.

그럼 전화를 받는 부장 자신이 걸러야 하는 것 아닌가. 벌써 13년이 더 지난 이야기이지만 그 당시가 잊히지 않는다. 왠지 차갑던 당시 분위기였다. 그래도 12년을 진행하다가 2017년 11월에 라디오 특진이 폐지되면서 안 하게 되었다. 원장한테는 인생의 큰 전환점이 된 방송 상담이었다. 방송 덕에 한의원에 손님들로 넘쳐났다.

방송을 듣지 마세요

방송을 듣고서 원장 말에 공감이 된다고 직접 찾아오는 사람들이 상당수 있었다. 라디오는 듣는 장소가 모두 다르지만, 집에서 듣는 사람들은 대개 건강이 좋지 않은 경우가 많다. 음인 체질들은 방송에서 건강상담 하는 것 그다지 관심이 없다. 방송을 듣고서 한의원에 직접 찾아온 경우는 거의 보지를 못 했다.

건강에 관심을 조금은 덜 가져줬으면 하는 소양인이나 태양인이 대다수다. 어쩜 자신들에 맞지도 않은 인삼 홍삼에 그리도 관심이 많은지 미스터리다. 적극적인 본성이 드러난다. 내성적이어도 본성은 적극적인 것이 원장에게는 잘 보인다.

조금만 궁금해도 바로 전화기를 든다. 어쩔 수 없는 본성이다. 70세 정도 된 여성분은 살이 안 찌고 소화가 안 되어서 밥을 먹기가 힘들다고 한다. 소양인, '화'로 인해서이다. 몇 주간 한방 상담할 때마다 전화했다.

누구인지까지 알 정도였다. 한의원으로 직접 찾아오셔서 집착하지 말라고 그리 말해도 통제가 안 되었다.

다시는 라디오 건강상담 듣지 말라고 해도 안 들을 수가 없단다.

본인이 화를 만들어내니 어찌할 도리가 없다.

화를 내려주는 약을 써도 이 여자분은 효과가 나지를 않는다. 지나치게 예민해서이다. 원장이 하라는 대로 한다고 하면서도 항상 그 말이 그 말이다.

소양인 여러분 건강에 관한 방송 절대 보지도 듣지도 마세요. 방송에 집착하면 당신의 건강을 더 해치는 것입니다.

그냥 단순하게 사시고 소양인의 섭생을 참고해서 건강 관리하면 됩니다. 소양인은 죽음을 맞이하기도 어려울 듯싶다.

80세가 넘어도 남편의 바람기를 의심한다

노부부가 있었다. 남편이 부인을 데리고 와서 한약을 지어간다. 그런데 이 부부는 올 때마다 언성을 높이고 싸운다. 이유인즉 남편이 바람을 피운다는 것이다. 아내는 소양인이다. 당연히 화로 인해서 몸이 좋지가 않다. 남편이 젊어서 속을 끓이게 했는지는 몰라도 부인도 어지간하시다.

원장이 앞에 앉아 민망할 정도로 싸운다. 남편이 부인의 한약을 지어 달라고 하면 부인은 안 먹는단다. 실랑이를 할 때면 원장은 그럼 드시지 말라고 한다. 안 드시고 싶은데 지어가서 복용해도 효과가 없다고 하면 그럼 부인이 눈치를 보다가 지어달라고 한다. 올 때마다 재생이다. 그런데도 꼭 같이 다닌다. 참 희한하다. 자녀가 온 적도 없다. 세상에는 미스터리 투성이다. 특히 같이 다니는 부부들은 희한하다.

저 학교를 못 갑니다

중학생이었다. "밤에 잠을 전혀 못 자서 다음날 학교를 못갑니다." 참 이런 일도 있구나 했다. 아토피가 너무 심한 남학생이었다. 가려움은 대개 낮보다는 밤에 더 심하다. 해가 지고 어두워지기 시작하면 긁기 시작한다. 그 가려움이 너무 심해서 잠을 전혀 못 잔다고 한다. 참으로 안타까운 일이다. 병원에서 치료해도 좋아지지를 않는다고 한다. 당연히 몸이 건조한 소양인이었다. 한약을 처방하고 좋아진 경우다.

아토피는 피부가 건조한 거다. 그럼 몸속도 건조한 거다. 가뭄이 심할 때는 비만 오면 된다. 처방은 몸속에 물이 많이 생겨나도록 음액을 보하는 처방을 했다. 당연히 좋아지고 닭고기를 절대 못 먹게 했다. 불이라는 조그마한 불씨에도 큰불이 되는 법, 이 경우는 체질에 맞는 섭생이 무엇보다 중요했다. 10여 년이 지난 지금 어떻게 살고 있을지, 아토피에서는 해방이 되었는지 궁금하다.

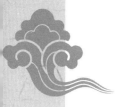

4장.

돼지는 물이다

체질이란

▷질문

혹시 사람에게만 체질이 있는 걸까요? 똑같은 증상이 있더라도 체질에 따라서 섭생방법이나 생활방식, 치료방법이 아주 다르다면서요. 음식도 체질에 맞게 먹으면 좋다고 하는데 체질에 대해서 알려주세요.

▷양 원장

이런 질문도 받은 적이 있어요. 어떤 사람이 너무 닭고기를 좋아하는데 이것만 먹으면 꼭 탈이 심하게 나는 거예요. 이 사람이 하는 말이 "나는 소양인 체질이라 닭고기가 안 맞는 것은 알겠는데 너무 좋아해서 탈이 날 것을 알면서도 먹고싶다. 사람에게 체질이 있듯이 닭고기에도 체질이 있을 것 아니냐?" 하는 겁니다.

근거가 있는 이야기였어요. 얼마나 닭고기를 좋아하면 그랬을까 싶어요. 그런데 아쉽게도 사상체질이란 사람에게만 적용이 되는 것 같아요. 그래서 만물의 영장이라는 말을 듣는 것 같고요.

혹시 호랑이가 풀 뜯어 먹는 것 보셨어요? 소나 염소가 고기 먹는 것 보셨어요? 세상에 있는 사람을 제외한 동물들은 어떤 것을 먹어야 하는 것을 아는 것 같아요. 그래서 큰 사고가 아니면 질병으로 죽는 일도 없을 것 같고요. 그런데 사람의 손이 닿으면 질병에 걸리는 거죠. 사람이 모든 동물과 식물의 적인 겁니다.

▷질문

그러네요. 먹거리를 선택하는 것만큼은 사람이 동물보다 못한 것 같네요. 그래서 자신의 체질에 맞게 섭생하는 것이 건강에 도움이 될 것 같아요. 현대의학적인 것에 치중하다 보니 섭생법도 일률적으로 소개가 되는데, 체질을 고려해서 소개되면 훨씬 유익할 것 같다는 생각이 드네요. 조금 더 소개해주십시오.

▷양 원장

우리가 모든 것을 지킬 수는 없지만, 건강이 좋지 않은 사람은 체질을 참고할만하다고는 생각이 들어요.

똑같이 감기가 와도 어떤 체질은 땀을 내야 병이 빨리 호전되고, 어떤 체질은 오히려 땀을 과하게 내면 상태가 더 나빠지는 일도 있습니다. 어떤 체질은 변비가 더 건강을 나쁘게 할 수도 있고, 어떤 체질은 설사하면 상태가 더 나빠지기도 합니다.

사실 모든 섭생 관계가 현대의학에 치중하는 면이 많죠. 거기에 사상의학에 의한 치료와 섭생을 같이 하면 좋은 거죠.

먹는 것이 넘쳐나는 현대에 더욱 절실해졌다고도 볼 수 있어요. 음인은 음인에 맞게, 양인은 양인에 맞게 섭생에 조금만 주의를 기울여도 질병 예방에는 도움이 될 수 있을 것 같은데, 이를 전하기는 너무 어렵습니다. 고정관념을 개선하기가 쉬운 일은 아닙니다.

소음인 체질에 대해서

▷질문

가장 많이 떠올리는 약재가 인삼이잖아요. 날씨가 쌀쌀해지니 몸이 냉하고 약하다는 사람들이 많이 찾는 것 같아요. 실제로 인삼을 활용하는 사람들이 많은 것 같기도 합니다. 인삼은 어떤 약재인가요?

▷양 원장

인삼은 한약재 중 가장 으뜸인 약재입니다. 고려인삼이라 하여 한국을 대표하기도 하죠. 인삼은 기를 대표하는 보약이고요. 그러나, 열이 심할 때나 미열이 오르면서 마른기침이 있을 때는 삼가는 게 좋습니다.

어린아이는 어른보다 양기가 많아 적당량은 좋은데, 많은 양을 오래 먹이는 것은 좋지 않습니다.

특히 소음인 체질에 인삼이 명약인데, 『동의보감』에 인삼은 신경을 안정시키고 원기를 보하며, 진액을 늘려 갈증을 푼다고 기록이 되어있어요.

원기가 약해 필수 에너지가 다소 부족해진 경우입니다.

항상 추위를 많이 타고, 피로와 무기력이 심하며, 저항력이 약하고, 원기가 약해 어지러우며, 손발이 차고, 가슴이 두근거리는 소음인 체질에 좋은 약재입니다.

또 인삼은 내성적인 체질에는 잘 맞고, 외향적인 체질에는 잘 맞지 않죠. 이러하다는 이야기고요.

실제로는 내성적인 소양인들 많거든요. 이런 사람이 인삼을 복용하는 경우가 많은데, 단순히 몸이 차고, 원기가 약하다고 해서 인삼을 활용하는 것도 주의해야 합니다.

인삼은 음인 특히 소음인 체질에 가장 좋다고만 알면 됩니다.

▷질문

소음인 체질은 땀이 많지 않은가요? 땀이 많이 나는 것은 좋지 않다고 들었어요. 어떤 경우를 말하는 건지요?

▷양 원장

소음인 체질도 땀이 많은 사람도 있죠. 그런데 땀이 많이 나는 것은 별로 좋지 않고요. 조금만 움직여도 저절로 흘리는 자한증은 물론, 잘 때만 땀이 나는 도한증은 원기가 완전히 저하된 증거가 되는 겁니다.

근본적으로 비위 기능이 약한 거죠. 비위 기능이 약하면 에너지를 만들어내는 양기가 부족해지기 쉽다 보니 몸을 많이 쓰면 기력이 떨어지게 됩니다. 그래서 소음인은 몸을 쓰는 것이 가장 힘든 겁니다.

▷질문

비위 기능이 약하다는 것은 평소에 항상 소화가 잘 안 되는 체질이라는 건가요? 그럼 소음인 체질은 소화가 잘 안 된다는 건가요?

▷양 원장

이리 보셔야 해요. 자신의 체질을 먼저 파악하는 것이 중요한데 단지 많이 알려진 대로 소화가 안 되는 사람들이 소음인으로 인식하는 경우가 많다는 거죠. 소음인 체질도 소화가 안 되는 사람, 소화는 잘 되는데 양기만 약한 경우로 구분을 해야 하는데요.

똑같은 소음인도 처방을 써보면 반응이 틀려요. 소화가 안 되는 소음인한테 보기해주는 '보중익기탕'이라는 처방을 해서 약을 먹으면 소화가 안 된다고 불편함을 호소하는 때도 있습니다. 이때는 소음인 '향사양위탕'을 처방하면 좋은 결과가 옵니다.

이 정도로 적합한 처방을 구성하는 것이 쉬운 것이 아닙니다. 그런데, 진맥도 없이 한약을 홍보하고 소비하는 행위는 위험합니다.

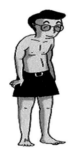

소음인

–대체로 키가 작으며 몸의 균형이 잡혀 안정감이 있다.
–말수가 없는 편이다.
–상체가 약하지만 하체가 건실하여
 오래 걸어도 피곤치 않다.
–전반적으로 체격조건이 작으나 강단하게 보인다.

소음인 체질은 변이 묽을 때 더 건강을 신경 써야 한다고 했는데요? 변비가 오는 일도 있는 것 아닌가요? 또 소음인에게 좋은 것 알려주세요.

▷양 원장

소음인은 며칠 대변을 못 봐도 그리 거북하거나 답답하지 않은데, 속이 냉한데다가 찬 성질의 약이나 음식을 먹게 되면 소화가 안 되고, 대변이 묽어지고 설사를 할 수 있어요. 이때 양기를 더욱 손상하기가 쉬우므로 좋지 않은 거죠. 특히 제 경험상은 소음인 체질은 돼지고기나 보리밥, 메밀, 참외, 냉 우유, 맥주, 이런 것에 취약합니다.

가장 대표적인 약재는 인삼이고요. 꿀, 황기, 당귀, 감초, 생강, 대추, 쑥, 계피 등 많이 들어보고 활용하는 것들이 많습니다. 이 외에도 부추, 양파, 마늘, 귤, 복숭아, 파, 삼계탕, 추어탕도 좋습니다.

소양인 체질에 대하여

▷질문

항상 양인 체질이 건강에 관심이 높고 더욱 적극적이라고 하셨는데요? 성격이 외향적인 양인 체질보다는 내성적인 양인 체질이 질병에 노출될 가능성이 크다고 했는데. 소양인 체질에 관해서 이야기해주세요.

▷양 원장

제가 가장 강조하는 부분입니다. 일반적인 소양인 체질은 소개가 되기를 상체가 발달하고 흉곽이 충실하지만, 하체, 골반이 허약하고, 비장 기능이 실하고 신장의 기능은 허약하다고 합니다.

선천적으로 소화력이 좋아 무슨 음식이든 잘 먹고 소화를 잘 시킵니다. 뱃속이 따뜻하여 냉수를 찾고 여름에도 찬 것을 많이 먹어도 탈이 나지 않는다고 합니다. 하지만 이 경우는 건강한 소양인을 말합니다. 그래서 일반인들이 하는 체질에 관한 이야기는 이 부분에 치우쳐 있습니다.

하지만 한의원이나 병원은 몸이 아픈 사람이 오는 곳이기 때문에 자신의 체질과 다르게 살아가는 사람들이 훨씬 많습니다. 소양인이 외향적인 본성을 잃으면 화가 많아져 소화가 안 되고, 몸도 냉해져서 찬 것에도 민감하게 됩니다.

質문

본인 체질에 맞게 사는 사람들은 크게 질병에 노출되지 않지만, 그 반대로 살아가는 사람은 질병에 노출된다는 거네요. 참으로 독특한 분석인 것 같습니다. 의미가 있는 말이기도 하고요. 그럼 어떻게 해야 하는 겁니까?

▷양 원장

소화가 안 되는 사람 중 오히려 소양인 체질이 훨씬 많아요. 본인은 원래 소화기가 약해서 소화가 안 되는 것이 아닌데, 지속해서 소화기 기능만 보해주면 전혀 도움도 받지 못하는 거죠.

만약에 도움을 받았다고 하면 심리적인 것이고, 정확하게 체질 진단을 해드리고 섭생을 알려주면 기존의 해 왔던 방법을 과감히 버리는 사람들도 많지만, 계속해서 전에 해오던 방법을 잊지 못하고 집착하는 사람도 있습니다.

소화가 안 되더라도 그냥 내가 소화기가 약해서 소화가 안 된다고 단정을 지어버리지 마시고, 그 원인을 좀 더 가렸으면 해요.

또 감기가 왔을 때도 생강차나 꿀차, 인삼차, 이런 것을 복용하는 사람들도 많은 것 같아요. 무조건 성질이 따뜻한 차가 좋은 것은 아닌데 말입니다.

가슴 쪽에 화 기운이 많은 사람은 그 불을 꺼줘야 마른기침이나 진한 가래도 없어질 수 있는 겁니다. 체질을 잘 가려 소양인에게 맞게 섭생이나 치료를 한다면 큰 효과를 볼 수 있습니다.

감기가 오더라도 음인 체질은 몸을 따뜻하게 하는 것을 복용하면 좋은데, 반대로 양인은 화를 더 부추길 수 있는 것입니다.

양인은 항상 신장기능을 잘 보해줘야 하거든요. 신장기능을 보해준다 함은 몸속에서 수분을 만들어내야 한다는 것인데 반대로 감기에 좋다는 일반적인 생강차 인삼차 유자차 이런 것들은 더욱 몸속의 수분을 고갈시킬 수 있으므로 해가 되는 겁니다.

감기가 있으면 이런 차를 마시는 고정화된 인식을 깨기가 어렵더라고요.

소양인

－가슴이 발달된 사람이 많으며
　여자인 경우 유방이 큰 사람이 많다.
－언행에 재치가 있으나 직설적인 면이 있어
　타인에게 경솔한 면을 보일 수도 있다.
－허리가 약해 오래 서있으면 통증을 느낄 수 있는 체질이다.
－상체보다 하체가 짧은 사람이 많으며
　걸음걸이가 대체로 빠른 사람이 많다.

▷질문

하지만 우리가 이것이 수분을 만들어내는 건지 혹 수분을 말리는 건지는 알 수는 없잖아요?

▷양 원장

맞는 말이에요. 그래서 골고루 먹어야 하지만 몸이 불편한 사람은 조금은 본인이 복용하는 차나 음식이 나한테 맞는 건지는 객관적으로 알려고 노력은 해야 할 것 같아요. 이 음식이나 차는 성질이 음이다 양이다 하는 교육이 되었으면 하는 바람입니다.

곡류로는 보리, 팥이 좋고요, 과일이나 채소는 배추, 오이, 참외, 딸기, 바나나, 상추, 미나리 등이 있고, 약재로는 구기자, 산수유, 결명자, 알로에, 박하, 복분자, 이런 것이 좋다고 볼 수 있죠.

특히 소양인 체질은 양기를 보하는 약재는 손을 안 댔으면 하는데 워낙 건강에 관심이 많아 꼭 손을 대고 복용하는 사람이 많더라고요. 말릴 수가 없습니다.

소양인에게 좋은 약재 하나를 소개한다면 복분자입니다. 이것을 먹으면 소변 줄기가 힘이 좋아져서 요강을 뒤집는다는 거지요. 신장을 강화한다는 거죠. 중년이 되면 아무래도 신장의 기운이 더 약해지기 때문에 음기운이 약해져 화가 더 치솟는다고 해서 '음허화동'이라는 용어를 써요. 이때 복분자가 좋습니다. 단 소양인만 활용하세요.

감기

▷질문

좀 비만하다고 하는 태음인 체질은 감기에 걸리면 어떻게 대처해야 할까요?

▷양 원장

본래 호흡기와 순환기가 약해요. 그래서 감기에 걸리면 폐 기능을 울체 시키고, 체표를 막아버리게 되는데 이러면 머리도 아프고 허리를 비롯한 뼈마디가 쑤시는데, 이때는 땀을 내게 되면 금방 감기가 풀리게 됩니다.

▷질문

땀만 많이 내면 감기에서 탈출할 수 있다는 건가요?

▷양 원장

땀방울이 굵게 맺혀야 하는데 귀 뒤나 머리에서 땀을 많이 쏟아야 하고 얼굴이나 목과 가슴으로 흘러내릴 정도로 내야 하죠.

그런데 땀이 나지 않고 열이 심하며 오한 발열이 있고 숨이 차며 소변이 시원치 않으면, 체내 깊숙이 병이 진행된 거라고 볼 수 있어요.

이런 경우는 절대 가벼이 넘기시면 안 되고 큰 노력을 하셔야 합

86

니다.

▷질문

이런 경우 어떻게 해야 하나요? 체력이 있다 보니 몸을 함부로 마구 쓸 것 같은데요?

▷양 원장

열이 심해서 갈증이 있고 목구멍이 몹시 아프며, 누렇고 끈끈한 가래가 있게 되면 '갈근탕'이라는 처방이 있어요.

'갈근'이 주가 되고 여기에 다른 약재들이 가미가 되는 처방이죠. '갈근'은 칡의 한약재 이름입니다.

어차피 몸과 마음을 과도하게 사용했다고 보시면 돼요. 과식했을 것이고 아마 하루도 안 거르고 음주를 한 사람들이 이럴 수 있어요.

달리 말하면 독소가 많은 물질이 과잉되어 지나치게 쌓여서 온 거라고 보면 됩니다.

간이 튼튼한 만큼 손상을 입게 되면 회복이 힘들 수 있죠. 이 시간에도 감기가 완전하지 않은데 술자리를 하는 사람이라면 오장육부를 혹사하는 겁니다.

▷질문

어떤 체질은 영양이 부족해서 감기가 오고 어떤 체질은 영양이 과잉되어서 감기가 오고 모두 다르네요.

▷양 원장

태음인 체질은 영양 덩어리로 범벅이 된 거죠. 지나치게 과잉되어 몸에 노폐물이 많아져서 감기도 오는 것이니, 몸속에 노폐물을 잘 배출해주는 약재들을 활용하여 몸에 정화를 가져와야 몸이 좋아진다고 보면 됩니다. 이때 칡, 오미자, 매실, 마, 이런 것을 활용하면 도움이 됩니다.

▷질문

여름 감기가 있을 때, 상체로 열이 많은 사람은 어떤 방법이 좋을까요? 가래나 기침이 심한 사람들이 있던데요. 애들은 땀띠까지 나고 하면 어떻게 해야 하는 건지요?

▷양 원장

물은 올라가야 하고 불은 내려가야 하는데, 그래야 올라간 물과 내려간 불이 조화를 이루게 되죠. 이를 '수승화강'이라 합니다.

이것이 정상적으로 작동이 안 되면 몸에 이상 신호가 오는 건데, 소양인은 감기에 걸리면 입이 쓰고 목이 심하게 마르며 눈이 빙빙 돌죠.

특히 늑간 옆구리에 통증을 일으킵니다. 여기에 머리가 아프고, 목덜미가 뻣뻣해지며 오한과 발열이 왔다 갔다 합니다.

귀가 멍하고, 가슴이 그득한 기분이 있으면 감기가 상당히 진행되었다고 보면 됩니다.

그렇군요. 가슴 쪽이 심하게 고통스럽다면 견디기가 많이 어려울 듯해요. 숨도 많이 찰 것 같고요.

▷양 원장

목이 부어 아프고 편도선이 붓고 열이 나면 우선 안정을 취하고 체력을 보강하고요. 양치질을 자주 해주고 실내 온도와 습도도 잘 맞춰주고, 음식도 가볍게 먹어줘야 하는데, 과일이나 채소를 많이 공급하는 것이 중요합니다.

▷질문

환경적인 부분과 수분이 충분히 공급되어야 할 것 같아요.

▷양 원장

이때 한방 처방 중 '청화보음탕'이라는 처방이 있어요. '청화'란 시원한 성질의 약으로 열기를 제거해주고, '보음'이란 음액이 부족한 것을 보충한다는 의미입니다.

음액이 부족하면 열감이 있고, 입술, 구강, 인후, 편도가 열이 나고 붓고 아프잖아요. 소변도 붉고 농축이 되며, 대변도 건조해지게 되는 것이죠. 가뭄이 심할 때 비가 와서 빨리 해갈을 해줘야 하는 것과 똑같은 원리입니다.

이럴 때 토마토, 수박, 미나리, 참외, 오이를 많이 먹어서 수분을 충분히 보충시키면 좋을 듯해요.

▷질문
이런 경우 체력 보충을 위해서 보양식을 먹으면 더 해가 될까요?

▷양 원장
그러게요. 물이 부족해서 건조해서 심해진 것이니 양기를 돋우기보다는 음액을 충만하게 해야 더 좋을 것 같아요.

삼계탕이나 추어탕보다는 오리탕을 먹어서 보음을 해주는 것이 더 잘 어울릴 듯합니다.

술은 삼가셔야 하고요. 특히 감기에는 소주에 고춧가루 풀어서 몇 잔 하면 좋아진다고 마시면 정말 어떤 일이 벌어질지 장담 못 합니다. 그리고 사우나에 가서 땀을 많이 내는 것도 삼가야 합니다.

수분이 부족한데 억지로 사우나에 가서 땀을 더 내는 것은 없는 물마저 짜내는 거죠. 날씨와 우리의 몸속을 비교해가면 답이 나옵니다.

감기에 좋은 차

▷질문
날씨가 추워지고 건조해지면 편도나 인후 부위 특히, 목에 건조함을 호소하는 사람들이 많을 것 같아요. 이때 목감기를 예방하거나 치료에 도움이 되는 방법에는 무엇이 있을까요?

▷양 원장

그러게요. 조그마한 기후 변화에도 감기가 잘 오는 사람들이 있죠. 특히 열이 수반되는 감기는 견디기 어렵죠. 편도가 부어서 고생하는 사람도 많고, 비염이 심해져서 생활의 리듬이 깨지는 경우도 많습니다. 자기만의 감기 예방으로 한 번도 감기가 안 오는 사람들도 있고요.

우선 건조한 목에 도움이 되는 것 중, 인후통에 효과가 있는 것은 '감길탕'이라는 처방이 있어요. 도라지와 감초를 이용하는 거죠.

도라지는 한약재로도 많이 씁니다. '길경'이라고 하죠. 가래를 삭여주고, 폐나 기관지, 특히 편도나 목이 아플 때 많이 활용하는 겁니다. 몸이 비만한 태음인 체질에 특히 좋은데 기관지나 폐 기능을 보해줍니다.

사포닌 성분이 들어 있어 면역력을 강화합니다. 감기가 잘 오는 비만한 아이들이 먹으면 좋은데 잘 먹지를 않죠. 단맛 나는 청량음료를 많이 마시니, 체력이 떨어지고 면역력은 약해질 수밖에 없는 겁니다.

도라지의 약간 쓴맛에 감초가 곁들여진 '감길탕' 처방을 음료로 개발한다면 대박일 것입니다. 면역력이 약해서 체격만 컸지, 체력이 약한 애들이 대부분입니다. 자연식을 많이 해야 하는데, 요즘

아이들 채소, 과일 잘 먹지 않거든요.

감기에는 모과차가 좋은데, 특히 태양인 체질에 좋습니다. 음인 체질보다는 양인 체질이 감기에 대비해서 활용하면 좋습니다.

모과는 폐나 기관지를 보해주는 약재가 아니고 폐에 몰려 있는 열을 풀어주는 효능이 있다고 보면 됩니다. 도라지하고는 반대의 작용인 거죠. 비만한 태음인이 복용하면 좋지 않다는 겁니다.

모과는 사람을 4번 놀라게 한다고 합니다. 못생긴 외모에 놀라고, 그윽한 향기에 놀라고, 노랗게 익은 모과의 떫은맛에 놀라고, 이런 모과가 효능이 뛰어난 약재로 사용되는 것에 놀란답니다.

역류성 식도염이 있을 때 모과를 사용하는데, 위산이 과다하고 속이 메슥거리고 구역감이 있을 때 좋습니다. 여기에 기관지에 효과가 있어 특히 목감기로 고생할 때 큰 도움을 받을 수 있으며 관절이 약할 때도 좋습니다.

▷질문

건조한 목에 특히 해가 되는 것은 무엇이 있을까요? 조금만 피곤하면 목이 불편해지는데 인후 부위가 약해서 그런 겁니까?

▷양 원장

우선 과로하지 않아야 하고요. 카페인이 많은 음료를 많이 마시는 것은 삼가야 합니다. 이것은 목을 더욱 건조하게 하거든요.

유자차나 도라지차, 오미자차를 복용하면 도움을 받을 수 있고,

스카프 같은 것을 해도 좋고, 잠을 잘 때 손수건을 목에 두르고 자는 것도 도움이 됩니다.

욕심내지 않고 마음 편하게 살아야 목도 편안해집니다.

체질에 따른 본성 찾아가기

▷질문

원장님이 말하는 체질에 따른 본성 찾아가기라는 말이 무슨 말인지요?

▷양 원장

삶이 팍팍하고 고생스럽고 해도 저승보다는 이승이 좋은 겁니다. 기왕이면 긍정적으로 즐겁게 생각하고 살아간다면 한결 건강에도 도움이 될 것입니다.

경쟁이 과한 현대사회를 살면서, 누구나 인생의 아픔은 있기 마련이고, 누구나 어느 정도는 힘들고, 누구나 어느 정도는 슬프고, 누구나 어느 정도는 기쁘고, 아 그렇다면 인생은 재미있게 사는 게 더 가치 있고 보람 있겠다 싶어서 체질별로 자신의 본성에 맞게 살아가는 것이 어떨까 하여 그 분야에 심혈을 기울여보고 있습니다.

거기다 이제마 선생께서 체질을 연구해 놓았다 이겁니다. 그래서 체질을 더 깊이 관심을 두게 되었고, 이것을 재미있고, 잘 활용할 수 있도록 전달해보려고 합니다.

▷질문

선생님께서는 특별한 것으로 체질을 검사한다고 들었는데요.

▷양 원장

그렇습니다. 학생 때부터 사상체질에 관심이 많았으나 체질을 정확히 진단하기가 난해했습니다.

한의사가 되어 한의원을 할 때도 체질을 위주로 환자분들을 만나던 중, 2003년 1월에 저에게는 매우 소중한 만남이 있었습니다.

침스밴드라는 교육과정 중 경기도에 계신 어떤 분이 밴드로 체질을 진단하는 방법을 소개해주신 거죠. 저에게는 굉장히 충격이었고, 그 후로 저만의 방법으로 정확히 진단해오고 있고, 체질을 대하는 태도가 완전히 바뀌었다고 볼 수 있습니다. 체질에 눈을 떴다고나 할까요.

손가락에 밴드를 붙이면 당신의 슬픔, 애환, 고통, 미래가 보입니다.

침스밴드를 체질에 맞게 붙이면 빛의 속도로 에너지가 당신의 몸 속으로 파고듭니다.

흰색, 검은색은 N극, S극을 나타내고, 음양의 원리를 이용하여 체질을 쉽게 판별을 해줍니다. 밴드를 이용해서 진단하며 치료하는 과정에서 재미있는 에피소드도 많은데 하나만 소개할까 합니다.

인생은 참 신기한 것이 제가 체질이라는 분야를 위주로 진료를

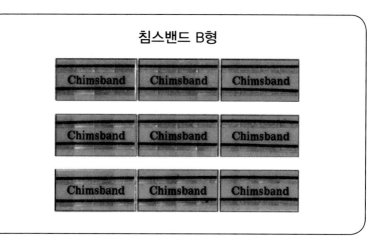

침스밴드 B형

해야겠다고 생각을 하니 체질에 관한 상담이 많고 내원하는 경우가 많더군요. 서울에서 50대 여자분이 오셨는데, 이유는 자궁암 초기라서 수술이 잘 되었는데 고민은 소변이 문제였습니다. 소변을 보려 하면 나오지를 않고, 잠이 들면 소변을 옷에 싸버리는 것이었습니다. 그래서 기저귀를 찰 정도였습니다. 본인도 이것 때문에 예민해져 있었고, 동행한 남편도 화가 많이 나 있었죠. 체질진단을 해보니 소양인이었습니다. 문진을 해보니 수술 후에는 개고기가 좋다고 가족들이 해주어서 많이 먹었다는 것입니다.

그래서 우선 개고기를 금지할 것을 말하고, 한약은 내일 찾아가기로 하고 대신 손가락에 신장을 보하는 침스밴드를 붙여드린 겁니다. 사실 큰 기대는 하지 않았죠.

다음날 약을 찾아가면서 너무 표정이 밝아진 겁니다. 소변을 보고 싶을 때 보았다는 겁니다. 당연히 기저귀도 뺏고요. 남편 얼굴이 더 밝아졌더라고요. 밴드를 붙이고 종이 반창고로 밴드가 안 떨어지게 붙여줬는데, 일주일에 한 번씩 서울에서 와서 밴드를 바꿔서 붙였던 기억이 지금도 납니다.

그때부터 저도 항상 밴드를 손가락에 붙이고 생활한답니다. 특히 술자리를 하는 날은 꼭 붙이고 마시면 숙취가 훨씬 덜한 것을 느낄 수가 있지요. 거짓말 같지만 실제로 일어나는 일입니다.

▷질문

신기하네요. 그래서 오늘도 손가락에 밴드를 붙이고 계시는 것이군요. 체질에는 소양인, 태양인, 소음인, 태음인, 4가지 체질이 있다고 들었는데요. 저도 들어는 보았어도, 그다지 관심이 없고 제 체질을 알지도 못합니다.

▷양 원장

대부분이 그렇습니다. 아쉬운 부분이죠. 혈액형은 모두 아는데 체질은 모르는 거죠. 중요한 것은 자신의 체질을 정확히 알기입니다. 체질에 대해서는 앞으로 계속 얘기를 하게 될 테니까요. 먼저 태양인 체질에 대해서 이야기해 볼게요.

첫눈에 보아도 눈이 부리부리합니다. 대부분이 날카롭다고 볼 수 있습니다. 조금은 사나워 보이는 체질입니다. 태양인은 무사의 기질이 있습니다. 펜을 잡는 일보다 검을 잡는 일이 잘 맞습니다.

군인, 경찰, 진취적인 직업이 잘 맞습니다. 무언가에 집착하지 말

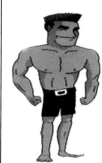

태양인

- 얼굴의 윤곽이 뚜렷하며 비만하지 않은 편이다.
- 머리가 크며 상체가 발달한 편이며 목이 굵다.
- 상체보다 하체가 약해
  오래 서있거나 걷는 데 별 취미가 없다.
- 엉덩이가 작아 바지를 입으면 옷매무새가 없는 편이다.
- 눈이 부리부리하다.

고 멋지게 살아야 건강합니다. 태양인은 집착과 욕심으로 인해서 역류성 식도염이 올 수 있는데, 이 질환에 걸리게 되면 매우 고생하게 됩니다.

욕심을 버린다는 거 쉽지 않은데요. 그래도 건강을 위해서 실천해야죠.

태양인에게 좋은 음식은 포도, 오가피, 모과, 붕어, 솔잎, 석류, 메밀이 좋아요. 그리고 운동을 많이 하십시오.

때리고 부수는 운동, 검도나, 합기도 등 무예를 익히시기 바랍니다. 합쳐서 5단은 따야 한다는 이야기죠. 집이 시골이라면 장작이라도 격하게 패시기 바랍니다.

자식 중 태양인 체질이면 무인의 길을 가게 해보세요. 건강하고 아주 잘 풀릴 겁니다. 학생 중 태양인으로 기가 강해 보이는 학생들을 보게 되는데, 이런 학생들이 평소에 배가 아프다, 머리가 아프다, 감기를 달고 산다, 아토피 피부염으로 고생하는 경우를 많이 보았습니다.

이 모두가 그 왕성한 에너지가 발산이 안 되고 몸속에서 요동을 치기 때문에 나타나는 자연스러운 반응이라고 볼 수 있습니다. 내성적인 경우는 빨리 그 성격을 버려야 자신도 살고 주변 사람들이 편해질 것입니다.

그래서 어려서부터 사상체질에 관심을 가져보면 참 도움 될 것이 많은데 그런 분위기가 안 되니 안타까울 뿐입니다. 교육계가 나서면 어떨까 하는 마음입니다.

▷질문

저도 사실 체질을 들어는 봤어도 잘 모르거든요, 어떻게 아는 방법이 없을까요? 박사님을 뵙고 궁금해졌습니다.

▷양 원장

대부분이 그렇습니다. 우선 관심을 가지는 것이 중요합니다. 관심이 없으면 정확히 진단을 받아도 활용을 못 하는 경우도 대다수입니다. 태양인, 태음인, 소양인, 소음인은 들어는 보았을 겁니다.

체질이 심심풀이 땅콩으로 취급되는 경우도 많고요. 사실 객관적으로 진단이 어렵다 보니 생긴 일들입니다. 모습만 보고도 체질이 보이는 분들도 있지만 100% 진단을 위해서는 노력이 필요합니다.

그래서 침스밴드가 필요합니다. 밴드를 붙이면 개인마다 붙이는 위치에 따라 몸의 기가 변화를 일으키는 겁니다. 이 원리를 이용하면 체질을 정확히 나누어 줄 수 있습니다.

밴드를 이용하는 방법이 검증된 것이냐고 질문을 받기도 하는데, 특별히 자세하게 설명하지는 않았습니다.

체질을 정확히 나누어주면 되는 거죠.

오늘은 먹거리 중 돼지 닭 이야기를 해보겠습니다.

돼지와 닭은 그 성질이 정반대의 동물입니다. 우리 몸에 들어가서도 그 기능이 정반대의 역할을 합니다.

닭고기, 돼지고기를 이야기하면 대개는 질이 좋으냐 나쁘냐만 따지는 경우가 많지, 이 고기가 나하고 잘 맞는지 안 맞는지는 알려고 안 합니다. 아니 그렇게 교육이 안 되어있는 것이고 홍보가 없는 겁니다. 자신한테 맞는 고기는 질 좋은 것으로 먹고, 안 맞는 고기는 안 먹을 수는 없으니 다소 질이 떨어지는 것을 먹어야 건강에 도움이 되지 않을까요? 처음 듣는 이야기일 겁니다.

돼지는 물이다

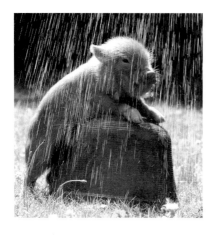

돼지는 물입니다. 수분 덩어리죠. 생각해보세요. 돼지가 물이면 어떤 체질이 좋을까요? 사실 돼지는 찬 음식으로 표현하는 경우가 많아요. 틀린 말은 아니죠. 그러다 보니 몸이 차고 위장이 약한 분들은 부정적인 선입견이 있습니다. 극도로 몸이 약한 분이나 소화기가 약하다고 생각되는 사람들도 돼지고기를 꺼리는 경우가 있는데, 그래서 돼지를 물이라고 바꿔보세요. 우리 모두 해볼게요. 하나, 둘, 셋, 돼지는 물입니다. 외쳐봅시다. "돼지는 물이다." 방송에서 한 달간 이 구호를 외치면 세상이 달라집니다.

물은 불을 끄죠. 상체로 화가 많은 양인 체질에 좋은 거죠. 불이 났는데 물이 없어 보세요. 불은 걷잡을 수 없이 막대한 피해를 줄 겁니다. 자연의 현상을 우리 몸에 대조해서 생각하면 답이 나올 겁니다.

'돼지는 물이다'를 계속 말하다 보면 곧 익숙해질 겁니다. 양인은 똑같이 몸이 차도 위로만 화가 몰려서 전신으로 열이나 피가 안 가서 찬 거죠. 화가 위로만 몰려 있는 체질이라는 겁니다. 그래서 위로 몰리는 화를 꺼줘야 한다는 겁니다.

신이 주신 음식 중 돼지가 불을 꺼주는 최고의 음식이라고 보면 됩니다. 돼지에게 우리 사람들은 참으로 감사해야 합니다. 돼지 없는 세상 생각해 보세요. 돼지 빠진 김치찌개 상상이 가세요? 삼겹살 없는 세상 어떠세요? 난리가 날 겁니다. 하늘이 주신 모든 먹거리에 모두가 감사해야 합니다. 어느 것 하나 소중하지 않은 게 없는 겁니다.

돼지하면 지방이다 콜레스테롤이다 이런 이야기만 하는데, 이 시간은 서양식 사고는 옆방에 잠시 두고, 동양철학에 근거해서 생각하고 자연의 이치대로 접근해 보면 좋을 듯합니다. 산불이 날 때는 비가 오면 최고다. 돼지는 소방차다 생각하면 좋을 것 같아요.

물을 준다는 것 얼마나 감사한가요. 특히 양인 체질인 사람들은 돼지를 잊으면 안 됩니다. 멧돼지는 먹을 게 없어서 사람이 사는 곳으로 내려와서 피해를 주는 거고요. 돼지들도 먹이를 주지 않으면 똑같이 되는 겁니다.

돼지는 족이 가장 영양 만점이죠. 그래서 쓰임이 많고요. 돼지족은 산후에 모유 촉진에도 쓰잖아요. 요즘도 부모님들이 옛날식으로 딸이나 며느리가 애를 낳으면 족을 해주는데 맛이 그래서 별로 환영을 받지는 못하죠.

돼지 족 이야기가 나왔으니 재미있는 이야기 하나 할게요. 산후에 젖이 잘 안 나오면 돼지 족을 활용하라고 합니다. 그래도 잘 나오지 않으면 유선이 좁아진 거라 해요. 그럴 때는 돼지발톱을 활용하면 됩니다.

돼지발톱을 먹는 것이 아니고, 돼지발톱을 구해서 따뜻한 수건으로 싸서 유선을 마사지하세요. 그러면 좁아진 유선이 넓어져서 차 있던 모유가 잘 나올 수 있습니다.

또 여성분들 가슴이 작아서 가슴확대 수술하잖아요. 옛날에는 이런 고민이 없었겠어요. 이때는 돼지 젖을 계속 찌게 되면 오랜 시간이 지나면 기름이 나옵니다. 그 기름을 한 숟가락씩 먹으면 작은 가슴이 커집니다.

욕심으로 너무 많이 먹으면 가슴이 너무 커지게 되는데, 작은 것은 크게 해도 큰 것은 작게 하지 못합니다. 주의사항 입니다.

저는 요리가가 아니라서 요리하는 방법은 전혀 모르고요. 새우젓은 돼지고기와 같이 먹으면 느끼하지 않고, 돼지고기의 단백질과 지방분해를 촉진시켜 소화에도 좋습니다.

돼지는 속이 냉한, 비만한 음인 체질은 좋지 않고, 절대 날로 먹어서는 안 된다는 것 모두 아시는 이야기죠.

사람 뱃속은 여름에는 차고 겨울에는 따뜻하다고 해요. 건강한 사람들은 탈이 나지 않지만, 몸이 약한 사람들은 여름에 돼지를 먹으면 탈이 많이 날 수가 있죠. 그래서 여름에는 원기를 보한다고 돼지보다는 삼계탕을 많이 먹는겁니다.

아, 그렇군요. 음식 먹기는 닭고기가 훨씬 편한 것 같아요. 애들도 좋아하고요. 우리 집도 닭고기를 잘 먹는 것 같고요.

닭은 불이다

▷양 원장

돼지가 물이라면 닭은 불입니다. 불이라는 이야기입니다. 쉽게 말하자면 돼지는 물을 만들고, 닭은 물을 말린다는 거죠. 너무 오묘하지 않나요? 몸에 수분이 많은 체질이 닭을 이용하면 좋겠죠. 물이 넘치니 말려줘야 하는 겁니다.

▷질문

닭은 물을 말린다. 처음 들어봐요. 그저 치킨, 삼계탕, 닭볶음탕, 닭가슴살, 닭다리, 닭날개, 닭발, 닭똥집 정도만 알고 있었는데요.

▷양 원장

닭이 이 세상에 없다면, 상상이 가시나요? 여름철에 삼계탕이 사라진다면 어떨까요? 치킨이 없다면요? 아이들 폭동이 날 겁니다. 우리가 닭에게도 엄청 감사해야 합니다. 감사해야 할 것 천지인 겁니다.

▷질문

그러네요. 상상이 안 가는데요. 전에 달걀값이 비싸서 난리가 난 적도 있었는데, 닭이 이 세상에 없다면 생각해 본 적이 없네요. 오리가 닭을 대신할 수도 없고요.

▷양 원장

닭은 모습만 봐도 무섭습니다. 전에 〈귀신이 산다〉라는 영화가 있었는데, 여기서 닭들이 단체로 나와서 주인공 차승원이라는 배우를 가는 곳마다 따라다니는데 소름이 끼치더라고요.

싸움닭들 보세요. 무섭잖아요. 닭의 표상만 봐도 그 효과를 생각해 볼 수 있죠. 닭은 몸이 냉하고, 무기력하고, 잔병치레가 많은 체질, 소화기가 약해 입맛이 없는 체질, 아침에 일어나기가 어려운 상태, 입이 말라도 찬물보다는 따뜻한 물을 찾는 체질, 설사가 잦거나 조금만 몸을 쓰는 일을 하면 녹초가 되는 양기가 부족한 소음인 체질에 제격입니다.

▷질문

저를 말하는 것 같은데요. 저는 즐겨 먹지는 않아요. 음식도 있으면 먹고 하는 정도입니다. 생각은 많은데 조금만 몸을 쓰는 일을 하면 누워야 합니다. 스트레스를 받으면 그렇게 심한 증상은 나타나지 않는데, 무리하면 힘듭니다. 아침에 잠도 많은 편이고, 일찍 일어나는 것은 정말 힘들어요.

▷양 원장

대개 소음인들이 그래요. 먹는 것을 즐기지 않죠. 조금 아파도 참는 경우가 많고요. 그냥 푹 자버리면 나아버리죠. 어떤 일에도 그리 나서지 않고 그렇습니다. 무엇인가 다른 것을 배우고 싶어도 에너지가 약해서 어려워요. 여자들은 수다도 오래 못해요. 소음인만 세상에 있다면 음식점, 병원, 노래방, 술집 모두 문 닫아야 할 것입니다. 소음인은 그냥 따라가는 겁니다.

특히 날씨가 더워지고 기운이 떨어질 때 삼계탕은 좋은 음식인 것 같아요. 겨울철에는 잘 안 먹잖아요. 겨울에는 뱃속이 따뜻해서 삼계탕 같은 것은 안 찾는 것 같아요. 그런데 저는 삼계탕집에서 삼계탕 먹는 음인 체질이 얼마나 계실지 궁금해요. 아마 양인 체질들만 좋다고 먹을 겁니다.

▷질문

주변에 보면 삼계탕 먹고 두드러기가 나거나, 혈압이 갑자기 올라 두통을 심하게 호소한 사람도 본 적이 있어요. 특히 옻닭을 먹고 피부트러블이 심하게 와서 병원까지 간 경우도 본 적이 있어요. 지금 생각해보니 그 사람들 얼굴도 붉고 외향적인 사람들이었어요.

▷양 원장

그래서 본인 체질을 알아야 한다는 거죠. 건강할 때는 본인의 몸이 모든 먹거리를 지배할 수 있지만, 몸이 약할 때는 그 음식에 영향을 받을 수 있다는 거죠.

이런 경우 아마 양인일 가능성이 많은 것 같습니다. 극도로 몸에 음기가 부족하고 양기가 많아서 몸속이 건조한데, 더 햇빛으로 말려 놓으니 부작용이 나타날 수 있는 거죠. 우리 몸은 자연의 원리를 따르면 될 겁니다.

그래서 먹거리에 집착하는 것도 좋지 않지만, 저는 체질에 따른 몇 가지 정도는 알고 있는 것도 유익하다고 생각하는데, 워낙 체질적인 부분이 관심이 없다 보니 이 좋은 것을 같이 공유하기가 쉽지 않습니다. 닭을 먹고 부작용이 심한 사람들은 오리탕을 복용하면 되는 겁니다.

날씨가 따뜻해지면 뱃속은 차가워진다는 것을 많이들 알고 계시지만 잊어버리는 경우가 많죠. 그래서 날씨가 더울 때 뱃속은 찬데, 지나치게 찬 것을 먹어서 배탈, 설사가 많이 나잖아요. 그래서 삼계탕과 더불어 부추, 양파, 마늘, 찹쌀, 감자, 이런 것을 곁들여서 활용하면 좋은 겁니다.

▷질문

저번 시간에 삼계탕을 먹고 안 좋은 사람들은 오리탕을 먹으라 했는데요.

▷양 원장

그랬죠. 문헌에 닭은 성질이 따뜻하고 오리는 성질이 서늘하다고 되어 있어요. 비슷한 조류지만 성질은 반대인 겁니다. 한국과 일본, 영국과 프랑스 관계인 것이죠. 그 모습을 생각해 보세요. 닭보다는 오리가 모습이 순해 보여요. 그래서 오리는 닭과는 달리 화가 위로 많은 양인들한테 좋은 보양식이라고 볼 수 있죠. 심장이 괜히 두근거리고, 불안하고, 특히 정서적으로 혼란할 때 좋다고 해요. 특히 기운이 없고, 가슴이 답답하고, 불면증이 있고, 심장이 안정이 안될 때 드시면 좋을 듯합니다.

소음인 체질도 기력이 떨어지면 비슷한 증상이 나타나지만 그 원인은 다른 겁니다.

잘 놀라고 밤마다 악몽에 시달리는 것을 전문용어로 심계, 정충 증상이라 해요. 이때 오리탕이 음기를 보충해주고 소화기를 좋게 하고, 심장을 안정시켜주고, 화기를 내려주고, 부종도 감소시켜주니 양인에게는 좋은 보양식이라 할 수 있습니다.

▷질문

오리탕에는 미나리를 많이 넣잖아요. 미나리는 어떤 효과가 있나요?

▷양 원장

미나리는 찬 성질로 상체로 열이 많은 소양인에게 좋아요. 특히 소변을 잘 나가게 하고, 뱃속도 편하게 해주고. 갈증도 없애주고, 머리를 맑게 해줍니다. 숙취 해소에도 좋고, 장의 기능을 편안하게 해주며, 화가 많아 소화불량과 갈증이 심할 때도 좋은 효과를 나타냅니다.

▷질문

그렇군요. 건강식으로 많이들 먹는 것 같아요. 아이들이 먹으면 참 좋을 것 같은데요?

▷양 원장

먹으면 좋은데 아이들 먹이기는 어렵습니다. 김밥에 있는 시금치도 가려내는데, 미나리를 먹는다, 그것은 너무 큰 기대입니다.

미나리는 크게 두 가지죠. 이뇨작용과 해독기능입니다. 술독을 풀어주고 그 열독을 소변을 통해서 이뇨시키는데요, 술을 과음하고 입맛이 없을 때 좋다고 볼 수 있죠. 또 감기에 걸렸을 때도 미나리 국을 먹으면 땀이 나면서 좋습니다.

체질에 따른 체형

▷질문

게시판에 이런 내용이 있던데요. 뼈가 가늘고 허리가 잘록하고 골반이 발달한 체형입니다. 평소에 땀이 별로 없는데 덥고 습한 날씨에 땀이 나면 머리가 어지럽고 속이 메슥거리고, 어지러움 증상도 있어요. 그럴 때는 머리도 매우 아프고요. 제 체질은 무엇일까요?

▷양 원장

어렵네요. 체형으로 체질을 확진할 수는 없어요. 골반이 발달하고 허리가 가는 것은 골반 부위의 신장이 발달한 소음인의 체형일 경우가 많습니다.

또 소화 기능이 약해 속이 거북하고 땀을 흘리면 숨이 차고 어지러움이 있다 하니 소음인일 가능성이 크네요. 하지만 태음인 중 몸이 찬 사람은 소음인의 체질과 유사한 경우가 많아서 100% 무엇이라고 말하기가 어려운 게 체질입니다. 그래서 진단하는 방법이 따로 있는 겁니다.

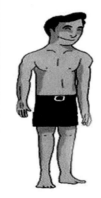

태음인

－체형이 뚜렷해서 확연히 태음인임을 알 수 있는 경우도 있으나 분명치 않은 경우가 많다.
－대체로 체격이 좋은 사람이 많지만 마른 사람도 의외로 많다. 그러나 뼈대는 있는 편이다.
－체형이 의젓하고 대체로 안정감이 있는 체형이나 전혀 그렇지 않은 사람도 있다.
－허리가 강하여 서있는 자세가 안정감이 있으며 오래 걸어도 피곤하지 않다.

체형만 보아서는 혈액형 같이 딱 무엇이라 말하기가 어렵다는 것이죠?

▷양 원장

사실 책자에도 이런 식의 체형이나 성격 같은 것으로 참고하는 경우가 많아 다들 이런 방법을 취하고 있는데 다른 경우가 많아요.

어떤 자료를 제시하고 거기에서 골라보라는 식의 체질 테스트는 없어져야 한다고 생각해요. 전문 체질 한의사에게 문의하시는 것이 좋습니다.

가는 한의원마다 다르게 들었다고 할 때가 가장 곤혹스럽기도 해요. 100% 확신이 없으면 한의원에서도 무엇 같다는 식의 표현은 안했으면 하고요. 오늘은 정확한 체질 구분보다는 외모나 체형에 기본해서 기준을 말해볼게요. 참고만 하시기 바랍니다.

▷질문

저도 들어는 본 것 같아요. 머리가 크다, 가슴 쪽이 발달하였다. 허리가 발달하였다. 골반이 발달하였다. 상체 비만이다, 하체 비만이다.

▷양 원장

우선 눈매가 매서운 태양인은 제가 볼 때는 어느 사람을 비유해서 죄송하지만, 축구국가대표 골키퍼인 김승규 선수가 눈매가 매서워요. 무사 스타일입니다.

태양인은 뒷머리가 일어서는 형세가 왕성한 체질이죠. 특히 가슴 윗부분이 발달한 체형으로 목덜미가 굵고 실하며 머리가 큰 편이죠.

대신 허리 아랫부분이 약한 편으로 엉덩이가 작고 다리가 위축되어 서 있는 자세가 불안정해 보이며 오래 걷거나 서 있는 것을 힘들어해요.

대개 비만한 사람들은 적은 편이고 특히 태양인 여자는 옆구리나 허리가 빈약하여 자궁이 약하다고 합니다.

▷질문

어떤 사람은 볼 때 상당히 눈매가 매서운 사람들이 있어요. 저희 동네 어떤 아저씨도 굉장히 눈매가 매서워요. 이런저런 일에 많이 나서시더라고요. 오지랖이 넓습니다. 태양인일까요?

▷양 원장

2010년도에 연평도에 북한의 포탄이 떨어졌을 때, 어떤 장성이 나와서 단호하게 맞서겠다고 하는데 눈매에 살기가 느껴질 정도로 강하더라고요.

사실 음인 눈매에서는 그런 광채가 나오지 않습니다. 그 사람은 확실히 무사의 기운이 강해 보이더라고요.

누가 조언을 해도 본인의 의사를 꺾지 않을 것입니다. 암튼 태양인 체질은 운동도 많이 하고 무예도 많이 익히고 활동적인 일을 많이 하면 건강할 것으로 생각해요.

검도, 태권도, 유도, 우선 눈매로 상대방을 압도하는 것이니까 이런 운동을 하면 좋을 겁니다.

▷질문

제 눈매는 매섭지 않나요? (웃음)

▷양 원장

전혀요. 아마 매섭게 하면 할수록 기력이 떨어지니 매섭게 할 필요는 없으실 듯해요. 그러다가 기력이 떨어져서 눕게 됩니다.

본인 체질에 맞게 조용히 잘 살아오신 듯해요. 크게 나서는 일도 없고 말입니다. 양인은 양인답게, 음인은 음인답게 살아가야 본인도 편해서 건강에도 좋고, 세상이 편한 겁니다. 위대한 무사들은 태양인이 많을 거예요.

▷질문

적극적인 분 중에 태양인이 많을 것 같아요?

▷양 원장

그렇죠. 태양인이든 소양인이든 본래 적극적인 사람들은 건강하다고 보시면 되죠. 두 체질의 차이는 눈매가 다르고, 눈 주위의 느낌

태양인은 독수리의 눈매를 가졌다

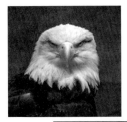
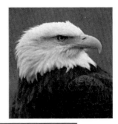
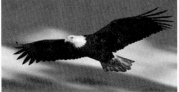

이 태양인이 아주 강합니다. 무사의 느낌이 옵니다.

그런데, 반대로 양인인데 내성적인 사람들은 발산을 못 하니, 그 만큼 화 기운을 몸속에 담고 사니 몸이 아플 수밖에 없죠. 두통, 어지러움, 소화불량, 만성 요통, 어깨가 아프고, 이명증, 혓바늘 같은 것도 자주 오고요. 항상 목덜미가 아플 수 있는 거죠.

그래서 체질대로 살아가는 것이 건강을 지킨다고 하는데 아직은 그 불확실성 때문에 지켜지지 않는 것이 안타깝습니다.

▷질문
그럼 소양인 체질은 체형이 어떤가요?

▷양 원장

소양인은 가슴 부위가 왕성하며 양 옆구리가 긴 편이고, 가슴 부위인 상체는 실하지만, 엉덩이 아래의 하체는 약한 편입니다. 태양인 체질은 머리하고 목덜미가 발달하고 소양인은 가슴 부위가 발달한 거죠.

엉덩이 부위가 빈약해서 앉아있는 모습이 외로워 보이는데 말하는 것이나 몸가짐이 민첩해서 때로는 경솔하게 보일 수 있어요. 대개 마른 편이며, 감정조절이 잘 안 되어 먹고 자는 것으로 스트레스를 풀면 비만이 되는 경우도 많습니다.

심장이랑 위장 쪽에 화 기운이 많아서 스트레스를 못 풀면 병이 오는 거죠.

특히 소음인으로 아는 소양인 여자분들이 많아요. 대개 꼼꼼 한 사람들은 본인이 음인으로 아는 경우가 많은데, 본인이 꼼꼼한데 평소에 얼굴과 머리 쪽으로 불편함이 크면 한 번쯤 양인으로 추측하고 정확히 진단받아 볼 필요가 있습니다.

▷질문

정확한 것은 아니지만 본인이 꼼꼼한데, 평소 불편함이 크면 본인 스스로 누르고 산 거로 생각할 수 있다는 거네요.

▷양 원장

한의원은 아픈 사람이 오는 거잖아요. 자신의 체질대로 사는 분들은 특별히 불편함이 없다 보니까 뵐 기회가 많지 않다고 볼 수도 있고요. 또 대개 음인 체질은 아파도 참는 경우가 많은데, 양인 체질은 참지를 못하고 바로 해결을 해야 하나 봅니다. 그래서 의외로 음인으로 아는 양인을 많이 볼 수 있습니다.

어떤 여자분은 본인을 전형적인 소음인으로 알고 평소에 소화가 잘 안 되고 위하수증이 있어서 속을 데우는 인삼이나 대추 이런 것을 많이 드셔온 분이었어요.

그런데 정확히 진단을 받고 본인이 소양인인데 소음인으로 해결해 온 것을 안 거죠. 얼마나 마음이 중요하냐면 속을 데우는 것을 먹으면 항상 편안하던 속이 생각이 바뀌고 나서부터는 인삼이나 대추를 드실 때마다 불편함을 호소하는겁니다.

이런 분들 많이 봅니다. 그래도 생각을 이리 바꿔주는 분은 대단한 겁니다. 그렇지 않고 계속 의문을 제기하는 분들은 2~3번 말하다가 제가 포기합니다.

포기해도 계속 찾아와서 저를 괴롭히죠. 심란합니다. 그래서 요즘은 너무 예민한 분들에게는 체질에 대해서 말을 안 할 때가 많습니다. 저도 전만큼 에너지가 남아도는 것도 아니고 말입니다.

▶질문

태양인은 눈매가 특히 매섭고 머리와 목덜미가 발달해 있고, 소양인은 가슴이 발달되어 있다고 하셨어요. 그럼 태음인은 어떤가요?

▷양 원장

태음인은 허리 부위가 발달하고 통통하다는 거죠. 서 있는 자세가 군건하나 목덜미의 기세가 약하죠. 대개는 살이 쪘고 체격이 건실해서 비만인 경우가 대부분이며 특히 복부 비만인 경우가 많습니다. 간혹 수척한 사람도 있지만, 골격은 건실해서 뼈의 크기는 커요. 다른 체형에 비교해 다소 느려 보이고 소 같다고 볼 수 있죠.

▷질문

태음인은 소 같다. 다소 느긋하다는 거네요?

▷양 원장

좋게 말하면 그렇고 게으르다는 거죠. 태음인은 겁이 많아 어떤 일이고 시작을 잘 못 합니다. 운동도 생각만 있지 시작을 못 하니 비만에서 탈출하기가 어려운 거고요.

▷질문

소음인 체질에 관해서도 설명 좀 해주세요?

▷양 원장

소음인은 엉덩이가 크고 앉은 자세가 왕성하나 흉곽의 자세가 왜소해 보이고 약해서 새가슴처럼 보입니다. 보통은 키가 작은데 드물게 큰 사람도 있고 비교적 상체보다 하체가 균형 있게 발달하였고, 걸을 때는 앞으로 수그린 모습을 하는 사람이 많습니다.

상체와 비교하면 하체가 건실한 편이지만 전체적으로는 체격이 작고, 마르고 약한 체형이 많습니다. 소음인 여자는 태양인 여자와는 반대로 엉덩이가 크고 자궁의 발육이 좋은 체형이라서 아이도 잘 낳습니다.

▷질문

체질별로 걸음걸이도 다르다고 하던데요?

▷양 원장

체질별로 걸음걸이도 다릅니다. 하지만 그러한 경향이라는 것이니 참고사항일 뿐입니다.

태양인은 발걸음이 가볍지만, 왠지 안정되어 보이지 않습니다.

소양인은 몸놀림이 가벼워서 걸음걸이가 날쌥니다. 용맹하고 날렵한 기운을 감당하지 못해 상체를 많이 흔들고 걸을 때는 항상 먼 곳을 보고 걷습니다.

태음인은 발걸음이 무겁고 잘 움직이려고 안 하는데 허리가 발달해서 뒷짐을 지고 걷는 경우가 많습니다.

소음인은 내성적이고 소심해서 앞으로 수그린 모습을 하고 조심스럽게 걷습니다.

▷질문

체질별로 목소리도 다른가요?

▷양 원장

태양인은 말이 많고 급합니다. 항상 자신의 직관과 판단이 옳다고 생각하기 때문에 말에 힘이 들어가고 뜻대로 안 될 때는 억지를 부립니다.

소양인은 어감이 맑고 기운이 좋은 편인데 목소리가 무겁지 않으며 비교적 낭랑합니다.

태음인은 말이 적으며 어감이 웅장하지만, 대개는 침착하게 가라앉는 편입니다. 보통 말을 잘 안 하는 편이지만 일단 말을 하면 좀처럼 고집을 꺾으려 안 합니다.

소음인은 어감이 조용하고 온순한 편이며 단정하고 우아한 느낌을 주는데 들어주는 사람이 있을 때는 조곤조곤 말을 잘하지만, 말이 통하지 않을 때는 말을 삼킵니다.

▷질문

이런 내용이 있네요. 20대 남자인데 많이 말랐습니다. 평소 식사량도 많고 살을 찌우려고 간식도 많이 먹는 편인데 살이 찌지 않습니다. 체질개선으로 살을 찌울 수 있을까요?

▷양 원장

흔히들 살이 안찌는 체질이 있다고 하는데 맞는 말이죠. 아무리 많이 먹더라도 축적되는 에너지보다 소모되는 에너지가 더 많은 체질이라면 당연히 먹는 양과는 상관없이 체중이 늘지도 않고 근육량도 늘지 않게 돼요.

저로서는 참으로 부러운 체질이죠. 어떤 사람은 물만 먹어도 살이 찐다고 하는데 아무리 먹어도 살이 안 찐다고 하는 것은 비만한 사람들한테는 부러움의 대상이지만 이 사람한테는 상당한 스트레스가 될 수 있죠.

이러한 체질은 소양인, 태양인에서 많이 나타나고 태음인은 드물죠.

그래서 내용만 보고 체질을 판단하기는 어렵지만, 속에 열이 많고 겉은 찬 소양인일 가능성이 크죠. 따라서 외형적인 문제에 신경을 쓰기보다는 자신의 체질에 맞는 방법으로 몸 전체의 건강을 유지하려고 노력하는 것이 중요합니다.

태양인과 소양인은 체내에 지방이 축적되기 전에 에너지의 대부분을 소모하여 체중 증가가 적고, 태음인 중엔 과식해서 비만한 사람이 많고 소음인 중에는 움직임이 덜하여 비만한 사람이 많습니다.

비만은 이처럼 체질과 밀접한 관련이 많은데 그렇다고 반드시 체질 때문에 비만해지는 것은 아닙니다.

쌍둥이도 체질이 다르다, 수족냉증

▷질문

제가 아는 분 중에 쌍둥이 딸을 가진 분이 있어요. 그런데 두 딸 모두 수족냉증이 심한 거예요. 그래서 냉증에 좋다는 생강, 쑥, 계피, 인삼, 이런 것을 복용을 많이 시켰나 봐요.

두 딸한테 똑같이 장복을 시켰는데 한 명은 그것을 먹고 냉증이 많이 극복도 되고 몸이 좋아지고 소화불량 생리통 이런 것도 개선이 되더래요. 그런데 다른 한 딸은 먹을 때마다 속이 안 좋다고 하고 얼굴에 무엇이 돋아나고 개선은커녕 몸이 건조해지더래요. 이렇게 다를 수가 있나요?

▷양 원장

그런 경우가 많죠. 제가 생각할 때는 쌍둥이지만 서로 체질이 다른 것 같아요. 그러다 보니 한 명은 개선이 되는 거고, 한 명은 부작용으로 말썽이 오는 것이죠.

우리가 어디에 무엇이 좋다더라고 먹는 것도 한두 번이지, 오랜 장복은 맞지 않는 사람한테는 오히려 해가 될 수가 있다는 거죠.

옻닭을 먹었는데 어떤 분은 피부에 윤기가 흐르면서 체력이 좋아지고, 어떤 분은 심하게 두통이 오면서 옻이 오르기도 하잖아요. 대개 큰 독이 없는 것은 무난하지만 민감한 분들은 반응이 올 수 있다고 봅니다.

다른 예로 포도가 소화불량이 있을 때 좋거든요. 그런데 드문 경우지만 비만한 사람 중에 포도만 먹으면 속이 불편하다고 하는 분들도 가끔 봤고요.

매실이 위장이 약할 때 먹으면 좋잖아요. 그런데 사람 중에는 매실만 먹으면 신물이 넘어온다고 하는 때도 있고 다양합니다. 이런 경우의 연구가 국가적으로 있어야 하고, 많은 홍보와 계몽이 필요한 시기입니다.

질병은 먹는 것에서 또 마음 쓰는 것에서 오는 것이니 체질에 맞게 섭생하고 마음가짐을 긍정적으로 하면 질병 예방에도 많은 도움이 되지 않을까 하는 생각입니다.

▷질문

국가 차원에서 전 국민 체질 알게 하기를 하면 좋겠네요. 대권후보가 이것 공약으로 하면 좋겠네요.

▷양 원장

이런 공약은 없었으니 전 국민 건강하게 만들기 차원에서 시행해봄직은 한 것 같습니다.

체질별 피서법

▷질문

무더위가 정말 절정이네요. 시원하게 비라도 내려주면 좋겠어요. 본격적인 휴가 시즌인데요. 산이다. 바다로 다들 휴가를 떠나는데요.

휴가는 새로운 계획과 에너지 충전에 좋은 기회가 될 수도 있지만 무리하게 되면 오히려 가지 않은 것만 못한 경우도 많잖아요.

▷양 원장

그렇죠. 본인에게 맞게 계획을 잘 짜시길 바라고요. 오늘은 다소 억지가 될 수도 있지만, 체질과 휴가라는 주제로 이야기를 한번 해볼까요.

체력이 약한 사람이 너무 장거리 여행을 해서 오히려 잠만 자고 피로가 더 누적되면 좋지 않잖아요.

▷질문

사실 집에서 조용히 독서를 하고 싶은 사람도 있을 거예요. 사람 많은 곳에 가면 고생할 것 뻔하니 그럴 수도 있잖아요. 저도 집 나가면 고생이라 생각하고 휴가 기간에는 오히려 집에서 푹 쉴 때가 더 좋습니다. 그래도 캠핑을 가서 즐기고자 하는 사람도 있을 거고요.

▷양 원장

사실 젊은 사람은 친구들이랑 알차게 계획을 세워서 바다다, 산이다, 준비하겠죠. 휴가지 가서 고생하는 것도 그때는 재미일 거니까요. 저는 개인적으로 15년 전쯤 가족들이랑 평창에 있는 펜션에 가서 며칠 쉬었던 기억이 나네요. 그때 비가 상당히 왔는데 나름의 운치가 있더라고요. 가장 휴가를 가고 싶어 하는 사람들은 아마 태양인이나 소양인일 거예요.

아무리 더워도 집에 있는 것은 용납할 수 없으니까 그렇죠. 태양인이나 소양인은 장거리 여행을 떠나도 그 자체가 즐거움이니 좋을 것 같아요.

특히 강원도에 있는 바다도 좋을 거고요. 모험을 즐기는 편이니 번지점프 이런 것도 해보시고요. 계곡에서 래프팅을 하는 것도 좋을 듯하고요.

▷질문

혈기왕성할 때는 어디를 가도 재미가 있잖아요.

▷양 원장

젊을 때는 야영장에 가서 삼겹살 파티 같은 것도 많이 하잖아요. 태양인이나 소양인 체질은 아마 먹을 것도 준비를 많이 해갈 거예요. 거의 집에 있는 살림을 모두 가져가지 않을까 싶어요.

결국은 음주가 문제인데 즐거움만큼 잘못하면 큰 사고가 생길 수 있으니 항상 조심해야 합니다.

다혈질이라 영웅 심리도 있고 해서 휴가를 즐기는 것은 좋지만 위험한 행동은 삼가야 하는 것도 잊지 말아야 합니다.

▷질문

방송을 봐도 휴가지에서 많은 사고가 생기잖아요. 깊은 물은 특히 조심해야 하고요.

저녁 늦게 물에 들어가는 것도 조심해야 하는데, 혈기 왕성한 젊을 때는 그런 것이 자제가 잘 안 되잖아요.

▷양 원장

양인 체질들은 영웅심이 있으니 안전사고에 항상 주의해야 합니다. 혹시 번지점프 해 본 적 있으세요? 저는 높은 곳에서 뛰어내리는 것 보면 아찔하더라고요. 그런데 모험을 즐기는 분들 같으면 그런 것도 한 번쯤 해보는 것도 좋을 듯해요. 짜릿하고 시원하잖아요.

또 피서지에서는 특히 먹는 것을 조심해야 하죠. 혹시라도 배탈, 설사라도 생기게 되면 본인의 휴가는 물론 같이 간 사람들도 재미없는 휴가가 될 것이니 말입니다. 그래서 태양인이나 소양인 체질은 과일이나 열을 식힐 수 있는 음식을 많이 드시기 바라고요.

혹시라도 다른 사람들과 시비가 붙더라도 그냥 넘어가고요. 영웅 심리는 사고로 이어지기 딱 좋으니까요.

그럼 자기 체질에 맞는 피서법은 무엇이 있을까요?

▷양 원장

자기 성향에 맞게 휴가를 즐기는 방법이 있을 수 있고, 아니면 반대로 자신의 성향을 다소 심적으로 다스리는 방법으로 휴가를 즐기는 것도 좋을 듯해요.

우선 태음인에 대해 이야기해 볼게요. 그동안 묵혔던 스트레스를 탁 트인 바다를 보며 한 번에 날려 버리면 좋을 듯싶어요.

▷질문

전에 태음인은 다소 게으르다고 그랬잖아요. 살이 찌기가 쉽고 말이죠. 오히려 지리산 같은 곳을 등산해 보면 어떨까요?

▷양 원장

아마 태음인 체질이 지리산을 등산한다고 하면 너무 지쳐서 다시는 지씨 성을 가진 분만 보아도 경기를 일으킬지도 몰라요. 선천적으로 산에 오르는 것은 힘들어하는 경우가 많습니다.

태음인은 자신이 원하지 않는 일이면 그냥 무리하지 않는 것이 좋아요. 저는 바다를 권하고 싶네요. 바다에 가서 가만히 누워서 일광욕을 즐기기보다는 수영도 하고, 몸을 많이 움직이는 활동을 권하고 싶어요.

특히 이열치열 방법이 좋은데 몸을 차게 하면 그 순간은 시원하지만 금방 다시 열이 쌓이죠. 따라서 피서지에서 가만히 쉬기보다는 활동적인 운동을 통해 땀을 배출하는 것이 좋습니다.

▷질문

태음인 체질은 본래도 땀이 많지만, 더욱 땀을 많이 내라는 이야기네요. 그래서 발산을 많이 해줘야 몸도 가벼워진다는 이야기잖아요. 무리한 산행 같은 것은 쉽게 지칠 수 있으니 삼가는 게 좋다는 이야기죠.

▷양 원장

피서지에서는 머리를 쉬게 하라고 하고 싶어요. 대개 고민이 많거든요. 많이 담아두기도 하고, 정도가 심해지면 건강이 나빠지죠. 피서지에서만큼은 평소 자신이 좋아하는 레포츠를 즐기며 고민을 날려버려야 해요.

체력이 좋은 편이기 때문에 몸을 많이 움직일 필요가 있고 특히 평소 해오던 활동을 해야지, 누구의 강요로 해보지 않은 것을 하게 되면 스트레스가 쌓일 수 있습니다.

대장이 약한 편이므로 밤에 육류섭취를 많이 하거나, 찬 것을 지나치게 많이 먹으면, 다음날 고생할 수 있습니다.

▷질문

대장이 약한 체질이라면 무엇을 즐겨 먹으면 좋을까요?

▷양 원장

오미자, 매실차를 활용해 보시고요. 육류는 쇠고기가 좋고요, 콩으로 된 음식, 호박, 옥수수 같은 것도 좋고, 여름 과일 중에는 자두, 살구도 좋습니다.

음식을 담백하게 먹을수록 탈이 나지 않습니다. 지나친 음주는 태음인 체질의 간을 손상하니 주의해야 합니다.

▷질문

소양인 체질은 어떤 피서법이 좋을까요? 활동적인 체질이잖아요.

▷양 원장

대개 새로운 일에 흥미가 많고 무엇인가 일을 만들고 싶을 거예요. 이럴 때는 오히려 조용하고, 그늘이 많으며, 높지 않은 산을 오르는 것은 어떨까 합니다. 신경이 예민한 편이라서 작은 소리에도 민감해서 잠에서 쉽게 깨고 하거든요. 그리고 이런 경우는 대개 얕은 잠을 잔다고 하므로 더 예민해지고, 조금만 신경을 써도 머리가 아프거나 어지럽고 울렁거리는 증상이 나타납니다.

여성들은 몸이 차다고 할 수 있는데, 겉은 찰 수 있지만, 속은 열이 많아 열이 위로 오르니 이런 증상이 나타날 수 있는 거죠.

약간 다혈질이지만 오히려 발산하는 피서법이 좋을 수도 있지만 다소 그 열 기운을 담아두는 여자분들 같으면 오히려 많은 에너지 소모보다는 천천히 등산을 즐기는 것을 말하는 거네요.

▷양 원장

그렇죠. 원래 다혈질인 소양인은 특히 남자들은 너무 적극적이다 보니 실수하기도 쉽지만, 오히려 조용한 사람들은 조심스럽고 소극적이지만, 본성은 지고는 못살거든요.

이런 경우는 경쟁적으로 정상에 빨리 오르려는 등산 방법은 좋지 않고요. 높지 않고 그늘이 많으며 조용한 분위기의 산을 골라 맑은 공기를 쐬며 천천히 산책하듯 등산하는 것이 좋을 것 같아요.

바람이 시원하게 부는 정자가 있는 산이나 탁 트인 경치가 잘 보이는 산으로 목적지를 택하면 좋을 듯해요.

소양인은 사람 많지 않고 조용한 곳을 찾아 심신을 잘 달래보시기 바래요. 돼지고기가 좋으니 조금씩 즐기시고, 닭고기는 많이 먹으면 속이 탈이 날 수 있으니 조심하시고요.

▷질문

다혈질인 태양인은 어떤 피서법이 좋을까요? 몸을 많이 움직여서 심신의 스트레스를 날려 버리면 좋을 것 같은데요.

▷양 원장

마음을 느긋하게 하는 등산이 좋고요. 산책이나 하체 운동도 좋고, 요즘에는 절 체험 행사 중 양궁이라든지 무예를 익히는 것도 좋습니다.

쉽게 흥분하기 쉬우니 정신적인 여유를 가지고 너무 모험을 즐기는 것은 사고가 날 수 있으니 조심하시고요.

걸음이 빠르므로 상당이 높은 산을 정복하는 것도 좋을 듯합니다. 어떤 사람들은 산악자전거도 많이 하던데 그런 피서법도 권해보고 싶습니다.

기운이 떨어지면 붕어를 드셔보고요. 포도를 많이 먹고 특히 메밀이 좋으니 활용해 보시고요.

▷질문

몸이 조금 약하다고 하는 소음인은 어떤 피서법이 좋을까요? 푹 쉬는 것도 피서법이 될 것 같은데요.

▷양 원장

우선 남의 강요로는 피서를 가지 마세요. 체력이 약한 편이라서 근거리가 좋을 듯하고요.

강가나 바닷가를 걷거나 조용한 산림에서 편안히 쉬는 것도 좋을 거고요, 몸을 많이 움직여서 땀을 많이 내는 것은 삼가야 합니다.

계곡 같은 곳에서 래프팅 같은 것으로 위험하지 않게 담력을 키워보는 것도 좋을 듯싶어요.

▷질문

시원한 계곡 같은 곳에서 그런 활동을 해보는 것도 좋을 것 같네요. 단체로 여러 명이 하는 것이니 힘들지도 않고요. 번지점프 같은 것은 어떨까요?

▷양 원장

아마 의외로 소음인 체질이 겁이 없어서 더 잘 할 수도 있어요. 대개 몸이 있는 사람들이 겁은 더 많거든요. 태음인은 절대 번지점프를 못 합니다.

소음인은 특히 찬 음식을 조심하고요. 닭고기가 좋으니 백숙 같은 것을 먹으면 좋습니다.

▷질문

아무리 즐거운 여름휴가라도 안전에 신경을 써야 하겠죠. 특히 장거리를 운전하는 사람들은 길이 막히게 되면 짜증이 날 수 있으니 천천히 여유 있게 운전하시길 바라고요.

▷양 원장

사실 동해안 쪽은 휴가철에는 정말 막히잖아요. 우리 주변에도 좋은 곳들 많잖아요. 심신을 자연에 맡기고 쉬러 가는 것이니 건강관리 잘하시고 안전한 여름휴가가 되길 바랍니다.

　또 사소한 것에도 시비가 많을 수 있으니 여유로운 마음으로 모든 것을 가볍게 이해하고 넘어가는 피서가 되셔야 합니다.

5장.

봄은 바람의 계절이다

봄은 바람의 계절이다

'봄은 바람의 계절'이라는 말이 무슨 말인지 알고 싶습니다.

▷양 원장

봄은 바람의 계절입니다. 특히 눈을 주의하셔야 하고요. 불이 나게 되면 그 피해가 많은 계절입니다. 가을철의 불은 건조해서 생기는 것이고요. 불이 나도 원인이 다른 겁니다. 봄에는 모두 바람의 영향인 거죠. 바람은 새로움을 가져다준다는 좋은 작용도 합니다. 최근에는 적당한 바람이 미세먼지 해소에도 큰 도움이 될 것입니다.

무엇이든지 적당함이 좋은 거죠. 2006년에 강원도 낙산사 의상대에 불이 났었는데, 바람의 영향으로 피해가 컸었죠. 풍(風) 자 들어간 질병이 있잖아요. 중풍(中風). 그 정도로 바람은 무섭게 변할 수 있다는 겁니다. 당당하게 서 있는 것 같아도 무엇인가 속이 부실한 나무는 바람을 맞으면 쓰러지듯이, 사람도 건강하지 못하면 바람에 쓰러질 수 있다는 것을 명심하셔야 합니다.

▷질문

스트레스가 많은 시대라고 하잖아요? 간단히 응용할 수 있는 한방차, 이런 것에 관심이 많은 것 같은데요? 간단히 활용할 수 있는 것 소개 좀 해주세요.

▷양 원장

스트레스가 많으면 특히 간과 심장에 영향을 받게 됩니다. 봄은 바람의 계절이라 하잖아요. 더운 것 같아도 아직은 바람이 우세하죠. 바람이 강하면 눈을 손상입기가 쉬워요.

그리고 장부로는 간을 주의하시고요. 간 관리를 잘해야 한다는 말입니다. 봄에 간이 손상을 입으면 더 회복이 어렵습니다. 근육이 약해지기 쉬우니 꾸준한 운동도 필요하고요. 국화차 아시죠? 음인 체질은 특히 국화차가 눈에 좋다고 해요. 그리고 양인 체질은 결명자차, 구기자차가 좋을 거고요.

구내염은 아파요

▷질문

제 주변에 구내염이 잘 오는 사람이 있는데 열이 많아서 그런 건가요? 항상 손발이 차다고 하던데요. 조금만 피로해도 구내염이 잘 와서 불편해합니다. 많이 말랐고 소화불량도 잘 생긴다고 합니다. 내성적이고요. 편하게 보이는데 나름 화가 많아서 그런 건가요?

▷양 원장

화를 많이 담아두고 발산하지 못해서 그런 것 같네요. 조금만 피로하면 구내염이 바로 오고, 심하면 혀와 입 벽이 전체적으로 헐기도 하죠.

음식을 잘먹지 못하고 치료가 잘 안 되는 거죠. 특별한 원인이 없는 경우가 많고요. 이런 경우 몸속의 문제로 보고 접근해 보면 의외로 해결이 잘됩니다. 하나의 증상인데 그 원인을 장부에서 보면 되는 겁니다.

▷질문

그럼 구내염이 오는 일반적인 원인은 무엇이 있을까요?

▷양 원장

대개 저녁에 늦게 자거나, 대개 곡류 섭취를 잘 안 하고, 튀긴 음식이나 라면과 같은 인스턴트식품을 많이 먹는 경우, 살이 찐 비만형인데 운동을 거의 안 하는 경우, 마른 체형인데 자신의 체력보다 소모되는 에너지가 더 많은 경우, 컴퓨터를 오래 사용하여 흥분상태를 장시간 유지하게 된 경우 등이 있습니다.

▷질문

결국은 건강하지 못한 생활습관과 식사습관이 문제가 되네요.

▷양 원장

우리 몸이 가지고 있어야 하는 에너지원인 정기와 함께 오장육부가 자기 역할을 잘 해야 합니다. 그렇지 못하면 기력이 약해지는데, 에너지도 없고 기운이 없으면 우리 몸이 많이 피로하게 되죠.

이때 과부하가 걸려 가짜 열이 생기는 것이죠. '허열'이라 하는 것이죠. 이때 몸에서 연한 피부조직들이 먼저 약해지고 영양분도 공급받지 못해서 구내염이 생깁니다.

혹 양치를 하다가 칫솔로 잇몸을 찌르거나 딱딱한 음식을 먹다가 잇몸이 상해서 그 상처 자리에 염증이 생길 수도 있죠.

상처가 날 만한 일이 없어도 약해진 피부조직에는 염증이 생길 수 있습니다. 이런 식으로 입안에 발생하는 염증을 구내염이라 하죠. 생각보다 구내염으로 고통 받는 사람들이 많습니다.

▷질문

구내염이 있는 경우 어떻게 해야 할까요?

▷양 원장

대개 일반적으로는 비타민C를 많이 떠올리잖아요. 한방에서는 허열이 문제가 된다고 했죠. 여러 원인으로 소모된 에너지가 많으면 에너지를 보충시켜 줘야 해요.

또 비장이나 심장 쪽에 화 기운이 많아져서 생긴 경우는 화를 감소 시켜 줘야 하는데 모든 원인을 구강 내에서만 해결하려 하니 잘 치료가 안 되는 거죠.

▷질문

이런 말이 있던데요. 보통 관상을 볼 때 남자는 눈을 여자는 입을 관찰한다.

▷양 원장

그런 이야기가 있어요. 음양의 이론상 남성은 양, 여성은 음에 속하는데, 눈은 바로 하늘의 해와 같아서 양성의 정기를 뜻하고요.

입은 바다와 같아서 음성의 정기를 상징하기 때문이래요. 바다인 입은 항상 물기가 마르지 않고 윤택하고 붉고 도톰해야 건강하다고 해요.

이처럼 입은 주로 위장이 주관하는데 입의 가장 큰 역할이 위장에 음식을 공급하고 몸을 먹여 살리기 때문입니다.

▷질문

그럼 구내염이 잘 오는 것도 장부와 연관이 많이 있겠네요?

▷양 원장

그렇죠. 입은 크게 입술, 이, 혀, 세 부위로 나뉘는데 입술이 없으면 이가 견디지 못하고 이가 없으면 혀가 보존이 어렵죠.

이 부위도 각기 주관하는 장기가 모두 다른데, 윗입술은 비장, 아랫입술은 위장이 관리 합니다.

그래서 입술 부위에 무언가가 잘 나고, 겨울에 잘 트거나 갈라지는 경우는 위장, 비장의 기능이 저하된 겁니다.

이외에 이는 신장, 혀는 심장, 입술은 비위와 관련이 있는데, 따라서 이가 좋지 않으면 신장을 치료하고, 혀에 무언가가 잘 나는 경우는 심장의 열을 떨어뜨려야 합니다. 오관이 오장과 밀접한 관련이 있다는 겁니다.

땀이 많아요

▷질문
날씨도 더워지고 기력이 없다고 하는 사람이 많죠. 저는 땀을 많이 흘리지는 않는 것 같아요. 추위를 많이 타는 편이죠. 주변에 식사할 때도 땀을 많이 흘리는 사람도 많던데요.

▷양 원장
곧 장마가 옵니다. 평소에 땀이 전혀 없는 사람도 있고, 뜨거운 음식이 끓는 것만 봐도 땀을 비 오듯이 흘리는 사람도 있습니다.

땀이 별로 없다니 부럽습니다. 저는 땀이 많은 편이라서 불편할 때가 많습니다. 짬뽕을 먹을 때는 꼭 집에서만 먹고, 선풍기를 켜놓고 먹어도 땀이 많이 날 정도입니다.

땀이 많은 사람은 음식 먹을 때 많이 불편하죠. 그런데, 원래 땀이 많은 사람이 있고, 또 아무리 운동을 해도 땀이 나지 않는 사람도 있습니다. 어느 경우나 모든 것은 반반입니다.

체질에 따라 건강 상태가 다르다고 볼 수가 있어요. 땀을 흘리는 원인도 체질에 따라 다르게 보기도 하고요.

우선 대개 몸이 비만한 태음인 체질은 다기다혈하여 땀을 적당히 흘려 노폐물이 배설되어야 건강하다고 봅니다. 그러나 비장의 기운이 약한 소음인 체질은 땀이 많지 않은데 극도로 기가 약해지면 허해서 나는 땀이라고 볼 수 있어서 치료가 필요하다고 볼 수 있죠.

또 소양인 체질은 음기가 극도로 부족해지면 가슴 위로만 열 기운이 몰리게 되어 특히 머리 쪽으로 비 오듯이 땀을 흘리게 됩니다.

땀이 많이 난다는 증상만으로 접근해서 치료하려 하지 말고 체질에 따라 그 원인이 다르므로 원인에 맞게 치료하고 대응하는 것이 현명하다고 생각합니다.

▷질문

사상체질별로 건강의 조건이 있다고 들은 것 같은데요. 설명 좀 해주세요.

▷양 원장

무사의 길이 잘 어울리는 태양인은 간이 약하지만, 폐와 위장에 열이 많아요. 열이 많다는 것은 튼튼하게 태어났다는 의미이고 또 그 장기에 과부하가 걸릴 수 있다는 이야기입니다.

태양인은 소변량이 많고 잘 나오면 건강하다고 볼 수 있는데, 따라서 몸이 불편할 때 소변부터 이상이 생긴다면 태양인에 속할 가능성이 큽니다.

소양인 체질은 대변이 잘 통하면 건강한 상태인데 소양인은 몸이 불편하면 변비 증세부터 나타난다고 보시면 되고요.

하지만 이러한 경향이라는 것이지 변비가 잘 오는 사람이 소양인이라는 것은 아닙니다. 소양인인데 똑같은 조건에서 변이 무르거나 설사를 하는 경우도 허다합니다.

▷질문

그럼 술도 잘 마시고, 몸이 비만해 보이면서, 땀이 많다는 태음인은 어떤가요?

▷양 원장

태음인은 땀구멍이 잘 통하여 땀이 잘 나면 건강한 것인데, 평소 땀이 많아 조금만 움직여도 땀을 흘리고 심지어는 겨울에도 약간 따뜻한 음식만 먹어도 땀을 줄줄 흘리는 경우가 많습니다.

병이 없는데도 평소 땀이 많은 사람은 태음인일 가능성이 커요. 반대로 갑자기 몸이 불편할 때 땀이 나지 않는다면 이상 신호일 수 있으며 병원에서 종합검사가 필요한 경우입니다.

이 경우도 일반적인 이야기이고, 이러한 증상은 다른 체질에서도 충분히 나타날 수 있다는 것을 잊지 않았으면 해요.

태음인인데 몸이 차면서 땀이 전혀 나지 않고, 눕기만 하고, 활동을 별로 좋아하지 않는 사람도 많습니다.

태음인도 땀이 많은 사람 반(半), 땀이 없는 사람 반(半)입니다. 섭생은 같아도, 치료하는 한약처방은 다른겁니다.

▷질문

기운이 없을 때 헛땀을 흘린다는 소음인 체질은요?

▷양 원장

소음인은 소화가 잘되면 건강하다고 보는데, 몸 상태가 나빠지면 소화불량이 같이 올 수 있는데 음식에 대해 거부감이 생기고 포만감이 많이 온다고 볼 수 있죠. 체력에 비해 활동량이 많으면 몸에 이상신호가 옵니다.

▷질문

땀에 따라서도 건강 상태가 다를 수 있네요.

▷양 원장

스스로 원래 땀을 많이 흘리는 것인지, 몸 상태가 좋지 않아 없던 땀이 많아진 것인지에 따라서 나누면 되고요, 치료방법도 다르다고 볼 수 있죠.

황기를 달여 먹으라는데

▷질문

황기라는 한약재가 무엇이죠? 검색해보면 황기라는 약재가 땀이 날 때 먹으면 좋다고 가장 많이 소개되네요.

▷양 원장

황기는 단너삼이라 하여 성질이 따뜻한 약재인데, 상체 위로 열이 많은 체질보다는 양기가 부족하고 몸 전체가 냉한 체질이 좋죠. 소음인에게 좋은 약재라고 볼 수 있습니다.

원기를 북돋워 주는 작용이 있어서, 기운이 없거나 몸이 부실한 느낌이 들어 추웠다 덥기를 반복하고, 몸이 야위면서 땀을 많이 흘리는 허약체질자에게 좋은 귀한 약재입니다.

무기력하고 몸이 냉하면서 추위를 못 이기고, 여름에 더워서 몸을 찬 것에 오래 노출하면 꼭 탈이 나는 소음인 체질에 인삼과 더불어 원기를 보해주는 대표적인 보약입니다.

▷질문

한여름에 밥맛이 없고 극도로 기운이 없을 때 활용하면 좋을 것 같은데요?

▷양 원장

맞습니다. 황기는 강장 작용, 심장의 기운을 높여주고, 소장의 흡수율도 높여주며, 성 신경에도 좋은 효과가 있습니다. 또 피부를 곱고 아름답게 해주며 소화기를 보호해주고 소변은 원활하게 하고 설사도 멈추게 합니다. 특히 땀을 많이 흘리는 허약 체질 자가 황기를 사용하면 좋죠.

단, 비만하면서 힘이 과하게 충만해 보이는 사람과 열 기운이 가슴 위로만 몰려 있는 양인 체질은 삼가는 것이 좋습니다. 제발 소양인 체질은 땀이 많다고 황기를 달여 먹는 일은 하지 맙시다.

▷질문

그냥 보약이라고 생각한 약재들이 모든 사람한테 똑같지 않다는 것을 명심해야겠어요. 원장님은 그것을 가장 강조하시는 것 같아요.

▷양 원장

현대는 먹는 것이 충분한 시대입니다. 먹는 것이 과해서 문제가 오는 것이죠. 그런데 자기 몸에 안 맞는 것까지 잘못 알고 먹는 것은 자신의 몸에 대한 배신입니다. 제발 모든 사람이 명심해 줬으면 합니다.

어떤 증상에 무엇을 먹으면 좋다든가, 어떤 질환에는 무엇을 먹으면 좋다는 식의 접근은 위험한 접근인 겁니다.

그래서 처방을 하나 하는 것이 쉬운 것이 아니죠. 며칠 전에 어떤 사람이 옻을 먹으면 어떠냐고 전화가 왔어요. 당연히 이 사람도 소양인이고요. 신문을 보니 옻이 좋다고 광고가 나오는데, 본인도 배와 손발이 너무 차서 먹고 싶다고요.

이 사람은 모든 불편한 것이 몸에 수분이 부족해서 상체로만 화기가 몰려 전신으로 피나 열을 공급하지 못하다 보니 배도 차고 손발이 차지는 양인 체질이라고. 충분히 이해를 시켜드렸는데도 그 원인은 잊어버리고 또 증상으로 접근하시더라고요. 건강 광고에 미련을 못 버립니다.

그래서 신문광고에 보면 옻이니 인진쑥이니 이런 광고들이 증상 위주로 활개를 치는 겁니다. 소음인이나 태음인 체질이 옻이나 인진쑥 광고를 물어보는 경우는 한 번도 없었습니다.

음인은 참 관심이 없어도 너무 없습니다. 아이러니하죠. 양인은 너무 관심이 많아서 실수가 잦고, 음인은 너무 관심이 없어서 문제고요. 그래서 음양이 굴러가는 겁니다.

▷질문

그러네요. 저는 너무 관심이 없어서 문제인 거네요. 양인과 음인이 너무 다른 경향을 보이네요.

▷양 원장

매우 다르죠. 양인 음인을 단순히 외향적이다 내성적이다 몇 가지 증상이나 자신의 성격으로 규정짓지 말고, 먼저 정확히 체질진단을 해주고, 그 체질에 본인의 성향이 다르다면 맞추어 가야 하는 겁니다. 중요 표시해 주시기 바라요.

식중독 주의보가 내렸어요. 항상 청결을 유지하시고, 되도록 무엇이든지 날것으로 먹지 말고 잘 익혀서 먹기 바랍니다.

소화불량도 원인을 따져보자

▷질문

제가 아는 분 중에 위, 십이지장 궤양이 있는 분이 있는데, 아주 예민하시고요. 내시경을 하니 궤양이 있다고 했대요. 모든 것에 의심이 많은 분인데 한방에서는 이런 경우 치료법이 있나요?

▷양 원장

환자 분들한테 "어디가 불편하세요?" 물으면 위장기능의 이상을 호소하는 분이 제일 많을 거예요. 항상 소화제를 복용하는 사람도 있고요.

근본적으로 위장기능이 약한 사람도 있지만, 감정조절이 잘 안 되어서 오는 경우가 대부분입니다. 화가 많아서 소화가 안 되는 경우죠.

이 시간에는 위장병 중에서도 소화성 궤양에 대해 이야기해 볼게요. 내시경을 해서 위염과 궤양이 있는 사람이 많습니다.

▷질문

위궤양이나 십이지장 궤양에 양배추즙이 좋다고 들은 것 같은데 맞는 이야기인가요?

▷양 원장

반세기 전에 어떤 의학 박사가 연구했다는데 상당한 궤양 환자에 효과가 있었다고 해요.

질 좋은 양배추와 당근 등 채소를 갈아서 마시면 좋을 듯해요. 위에 부담도 덜어주고요.

요즘 같이 인스턴트식품과 기름진 음식을 많이 먹는 시대에 좋은 방법일 거라 생각이 됩니다.

▷질문

그럼 위궤양이나 십이지장 궤양에 한방 요법은 무엇이 있을까요?

▷양 원장

우선 현대의학적인 치료를 잘 하고, 이 시간은 한방적인 방법에 대해서 이야기해 볼게요. 궤양은 그 부위가 헌 거잖아요. 입속 허는 거랑 똑같죠. 패이다 보니 통증이 많이 있을 거고요. 우선 꼼꼼한 사람한테 많습니다. 무엇이든지 정확해야 하는 분들 많잖아요. '1+1=2'라고 사는 것, 꼭 좋은 것만은 아닙니다. 몸속이 버티지를 못합니다.

감정의 변화로 오는 거죠. 슬픔, 분노, 걱정 등요. 이런 정서는 먼저 간 기운을 울결시킨다고 해요. 이게 가장 큰 원인입니다.

▷질문

간 기운이 울결 된다고요? 무슨 말인지요?

▷양 원장

정서적인 변화가 오면 그 모든 감정이 먼저 간 쪽에 영향을 미쳐서 울결이 된다는 거죠. 간에 가서 화가 생기는 거죠. 그래서 뭉치게 되고요. 어찌 보면 모든 질환의 처음이라고 볼 수 있겠죠. 주된 증상은 속 쓰림, 윗배 통증, 구역감이 있습니다.

궤양은 위나 장의 점막에 발생하는 상처를 말하는데 위의 점막에 발생하는 것은 위궤양이 되고, 소장의 첫 번째 부분 즉 십이지장에 발생한 것은 십이지장 궤양이 되는 거죠.

그 증상이 심하면 명치끝까지 극심한 통증이 오고, 작열감 및 쥐어짜는 듯 아프기도 하고, 팽만감이나 압박감처럼 아프기도 하죠.

이러다 보니 공복 시 통증이 심하게 되니 새벽에 잠을 이루기도 어려울 수 있고요.

▷질문

어떤 분들이 더 궤양이 잘 걸릴까요? 털털한 사람보다는 예민한 사람이 궤양이 잘 생길것 같은데요.

▷양 원장

다소 고지식하고 무엇인가 모든 일에 빈틈없이 꼼꼼하고 모든 일에 지나치게 욕심이 많은 사람한테, 또 식생활이 불규칙하고 자극성 음식을 좋아하는 사람들이 궤양이 많이 옵니다.

위장기능이 약한 사람들이 궤양에 더 잘 걸릴 것 같아도, 제가 볼 때는 무엇인가 화는 많은데 발산을 잘 못하고, 잘 풀지 못하는 분들한테 훨씬 많습니다.

▷질문

벌겋게 허는 질환이기 때문에 화 기운이 많은 사람한테 잘 걸릴 것 같네요. 그렇다면 체질별로 다소 다를 수 있을 듯하니 말씀해주시죠.

▷양 원장

체질을 떠나서 궤양일 경우, 어느 체질을 막론하고 식사는 부드럽게 소량씩 조금씩 먹으며 스트레스 받지 않도록 노력을 하셔야 할 겁니다.

우선 비만하고 무절제하게 과식하는 태음인 체질에 대해서 말해볼게요. 속을 편하게 해주는 율무가 좋은데, 죽을 쑤어 먹거나 차로 마시면 좋아요.

율무도 상당히 거친 음식이지만 속에 들어가면 훨씬 부담을 덜 주게 됩니다. 또 소화도 잘되고요. 율무는 떠올리기만 해도 탈이 없을 것 같은 생각이 들잖아요.

율무는 비만에는 최고다

▷질문

율무가 태음인 체질에 좋은 거군요. 다이어트를 하는 사람 중에서도 율무를 활용하는 분들이 많던데요.

▷양 원장

잘하는 겁니다. 율무는 포만감을 주기 때문에 비만으로 고생하는 분들이 활용하면 좋죠. 건강식이기도 하고요.

한약재 이름으로는 '의이인'이라고 해요. 문헌에 율무는 비장을 튼튼히 해주고, 위와 폐의 기능을 도우며 열을 내리는 데도 좋다고 기록이 되어있어요.

진통, 소염작용이 있고 영양 덩어리라서 신경통, 근육통, 감기 회복기에도 효과가 탁월합니다. 노폐물을 체외로 배출시키는 작용도 있습니다.

▷질문

율무를 밥으로 해서 먹는 분들도 있던데요?

▷양 원장

저도 밥에 율무를 넣어서 먹습니다. 비만한 사람은 무조건입니다. 율무 밥은 대개 깔깔해요. 대개 율무와 쌀을 1:1이나 1:3의 비율로 배합해서 하룻밤 물에 담갔다가 밥을 짓는데 보통 밥을 할 때보다 물을 배 이상 붓고 시간도 넉넉해야 먹기가 좋다고 해요.

요즘 같이 성인병이 많고, 비만이 많을 때 율무밥만큼 건강식도 없을 듯합니다.

율무는 이뇨효과가 탁월하여 부종 치료에 쓰이고, 체내의 수분이 제대로 대사가 안 되어서 물살이 찌는 비만 치료에 좋죠.

▷질문

율무는 변비가 심한 분들은 별로 도움이 되지 않는다고 들은 것 같은데요.

▷양 원장

율무는 성질이 다소 차가우니 몸이 찬 사람은 다소 조심하고요. 대변이 굳어서 변비가 심하거나, 소변을 자주 볼 때는 주의하시고요. 소화 기능이 약한 사람은 볶아서 쓰고, 부종이 심할 때는 생율무를 차로 마시는 게 좋습니다.

▷질문

태음인 체질인데 궤양이 있는 사람은 율무를 많이 활용해보라 하셨고요. 다른 체질은 어떻게 하나요?

▷양 원장

태양인 체질 중에도 위나 심장에 열이 많아서 궤양으로 고생하는 분들이 많습니다. 특히 꼼꼼한 사람들은 그 정도가 심합니다.

집착하는 경우가 많고요. 이런 사람은 건강에 관한 관심이 높다 보니 정말 상담하기도 힘들고 부담스러울 때가 많습니다. 말도 조심해야 하고요.

털털한 태양인 중 속이 불편한 사람은 본 적이 없어요. 태양인은 궤양도 있고, 역류성 식도염이 있는 사람이 많습니다.

간이 약해서 술은 잘 못 하는 경우가 대부분입니다. 태양인 중 술을 잘 하는 사람은 혹시 술로 인해서 몸이 상하면 회복되기가 어렵습니다.

태양인은 술만 안 먹으면 됩니다. 무사 기질이 있으니 장작을 패면 좋습니다.

전에 포도 뿌리 말했었죠. 자연에 있는 것은 모두 약으로 쓴다는 거죠. 『동의보감』에 포도는 술도 담그고, 그 술을 마셔 만병을 통치했다고 해요.

포도주는 심장병을 예방한다고 하잖아요. 특히 혈액순환을 촉진하기 때문입니다. 포도 자체도 혈액순환과 신진대사를 촉진하죠. 소화불량도 개선하고 암세포의 증식도 억제한다고 해요.

한방 병중에 열격이나 반위라는 소화장애 질환이 있는데 특히 식도 쪽에 문제가 많을 수 있는 태양인에게 포도는 좋은 식품이죠.

포도 외에도 '다래'가 있습니다. '미후도'라고도 하고요. 열을 내리고 갈증을 없애주며 이뇨작용이 있고, 구토가 나고 소화불량일 때 효과가 있습니다.

태양인 체질의 몇 안 되는 약재 중 대표적인 약재라 볼 수 있습니다.

소양인 체질도 소화불량이 있는 사람이 많습니다. 우선 화를 담아두는 사람에게 많습니다. 소양인 체질은 위장이 약한 것이 아니고 심장의 화가 위를 누르다 보니 소화불량이 온다고 보면 됩니다. 그래서 정신적인 원인이 많다고 볼 수 있어요. 기분 좋게 식사를 하다가도 기분이 조금이라도 언짢으면 탈이 나버린다고 보면 됩니다.

또 본인을 소음인으로 인식하고 찬 것에 예민하게 반응하는 사람도 많습니다. 음식을 먹을 때도 그 성질이 차갑냐, 따뜻하냐로 나누지 말고, 이것이 물을 말리는 것이냐 물을 만드는 것이냐로 나누어서 먹으면 탈이 나는 경우가 엄청 줄어들 거로 생각합니다.

아직은 이 말이 공감되기는 어렵겠지만, 제가 체질을 하는 날까지는 줄기차게 이야기하려 합니다.

간 질환을 가볍게 넘기지 마라

▷질문

대개 피로하게 되면 간 질환을 많이 의심하게 되는데, 맞는 이야기인가요? 어떤 증상이 있으면 간 질환을 의심할 수 있는 거죠. 아무래도 술을 좋아하는 분들이 간 질환에 노출되기가 쉬울 것 같은데요.

▷양 원장

어느 하나 중요하지 않은 장기는 없죠. 그중에서도 간이라는 장기는 더욱 중요할 거예요. 간 질환은 예방이 중요하니, 정기적인 검사가 중요합니다.

지나친 음주는 간 질환을 유발하는 중요한 원인이 될 거고요. 대개 짜증이 늘고 의욕이 없어지며 매사가 귀찮아질 수 있죠. 입안이 심하게 마르고, 명치 끝이 항상 답답하거나 오른쪽 옆구리가 당길 수도 있고요. 복부팽만감이 자주 오고 소화 장애도 동반하게 됩니다.

식욕이 떨어지고 특히 양치할 때 구역감이 있을 수 있고요. 머리가 멍하고 무겁고 어지러움도 올 수 있죠. 이 외에도 소변이 탁해지고, 색이 진해지며, 냄새도 심해지기도 합니다. 피부가 까닭 없이 가려워지기도 합니다.

우선 태음인 체질이 간 질환에 노출되기가 쉽습니다.

비만해지기 쉬워서 그런 건가요?

▷양 원장

대개 태음인은 간 기운이 왕성하다고 해요. 그러나 결국은 무절제한 폭음과 폭식이 간을 망치는 주요 원인이 되겠죠. 또 대개 기름진 음식을 좋아하거든요. 기름지게 먹지를 않으면 기운이 떨어지거든요. 식욕이 없을 때가 없습니다.

더구나 신진대사가 원활하지 못해 노폐물이 체내에 축적되기 쉬운 체질이어서, 결국은 모든 것이 무거워지고, 노폐물이 몸속에 많아지고 배출이 잘 안 되면서 쌓이게 됩니다.

병원에서 간 기능 검사를 해보면 대개 간 수치가 정상범위보다 높게 나오는 경우가 많고요. 대개 배 안 나온 사람이 없고, 지방간은 기본적으로 모두 있다고 보면 됩니다.

▷질문

간 기운은 원래는 왕성한데 너무 간만 믿고 폭음과 폭식, 기름진 음식을 좋아하게 되니 간 질환이 더 올 수 있다는 이야기네요?

▷양 원장

간에는 노폐물이 축적되기 쉽고 이 노폐물을 간이 해독하려고 무리를 할 수가 있잖아요. 그러다 보니 자연히 간 기능 장애가 올 수 있다는 거죠.

사실 비만한 사람은 지방간이 모두 있다고 보시면 됩니다. 지방간은 노폐물 중 지방이 축적되는 병증인데, 간세포에 중성지방이 쌓여 간이 비대해지고, 간 기능에 이상이 온 상태인데도 자각증상은 거의 나타나지 않습니다. 그래서 간 검사를 정기적으로 해야 하는데, 태음인은 겁이 많아서 정기적인 검사를 잘 안 하는 사람이 훨씬 많습니다.

한의학에서는 피로의 근원이 간에 있다고 해서 지방간일 경우 많은 피로감을 느낄 수가 있는데, 비만이 있어도 복부비만이 심한 경우가 많고, 식후에 포만하고 오른쪽 상복부에 압박감이 있으면서 오른쪽 등도 자주 결릴 수 있습니다.

정기적인 검사만 잘해도 간 질환은 예방할 수 있을 것이니, 그냥 생각없이 하면 됩니다. 그런데, 실제로 겁이 많아서 검사하면 혹시라도 무서운 질병이 있지 않을까 하여 못하는 때도 있습니다. 체중만 많이 나가고 배만 나왔지 겁이 정말 많습니다.

▷질문

태음인은 결국 폭음 폭식을 주의해야 한다는 것인데, 그게 가능할 수 있을까요?

▷양 원장

상당히 어려운 이야기죠. 먹는 게 즐거움인데 말이죠. 우선 신선한 과일과 채소를 많이 섭취하고, 해조류를 많이 먹어야 하는데 육류와 튀긴 음식을 좋아합니다. 그래야 속이 든든하거든요. 이 식성은 변하기 어려울 겁니다.

또 오미자차를 많이 마시면 좋고요. 오미자는 유기산이 풍부하고 비타민C도 많이 포함되어 피로와 독소를 빨리 풀어줄 수 있죠.

이외에도 표고버섯, 율무차, 매실차, 칡차도 좋고요, 담백하게 먹어야 합니다. 또 쇠고깃국에 무를 많이 넣어서 먹어도 좋습니다.

▷질문

다혈질인 태양인 체질이 간 질환이 있으면 어떻게 해야 하나요?

▷양 원장

태양인은 열성 체질이고 화를 내면 무섭게 폭발하거든요. 두통과 어지러움, 이명증도 동반하고 정서적으로 화를 잘 내게 됩니다.

▷질문

화를 내기가 쉽다면 감정조절을 잘해야 할 것 같고, 전에 말한 거친 운동으로 화를 발산하는 것도 좋겠네요.

▷양 원장

맞아요. 화 기운이 많아지면 윗배가 답답하고 구역질 및 구토를 일으킬 수 있어요. 태양인은 반대로 기름진 음식을 별로 안 좋아하고 술도 약한 편이라 결국은 간 기운이 허약하여 간 질환이 온다고 보면 될 것 같습니다. 이때 메밀을 달여 먹으면 한결 도움이 될 수 있어요.

▷질문

메밀요? 메밀은 위장이 약한 사람들이 많이 먹게 되면 별로 좋지 않다고 들은 것도 같은데요.

▷양 원장

위장기능이 약한 음인 체질은 소량은 지장이 없지만, 메밀이 좋다는 것만 인식하고 과용하면 탈이 날 수 있어요.

하지만 태양인 체질에는 없어서는 안 될 음식이죠. 위와 장에 쌓이는 것을 풀어주는 역할을 합니다. 특히 음식을 먹고 잘 울렁거리거나 먹은 것을 토할 때 효과가 있습니다. 태양인이 변비가 있을 때도 도움을 받을 수 있습니다.

단 메밀은 비장에 열이 많은 태양인 체질에 적합하다는 것을 잊으면 안 됩니다.

▷질문

그렇군요. 소양인 체질의 간 질환은 어떤 특징이 있나요?

소양인도 감정의 변화가 심한 체질이고 아주 예민하죠. 화가 나면 옆구리나 아랫배가 아프고, 어지럽거나 두통이 있고, 이명증, 근육경련, 코피 등의 출혈이 옵니다. 여기에 열을 끼게 되면 목덜미가 아프고, 가슴이 답답해지고, 눈에 핏발이 서기도 합니다.

이럴 때는 결명자차가 좋아요. 결명자는 혈압강하, 이뇨작용이 있고, 대변도 부드럽게 해줄 수 있고요.

또, 구기자차와 박하 차를 자주 마시면 좋은 효과를 봅니다.

▷질문

다소 내성적이고 세심한 소음인 체질은 어떤 증상이 주로 나타날까요?

▷양 원장

대개 신경성 병증이 많은데 기분이 확 풀리지 않고 울체되어 간기울결이 오는 것이죠. 가슴이 답답하고 목구멍에 무언가 낀듯한 증상이 있으며 여기에 소화기 장애가 같이 오는데 복부가 더부룩하며 불편하고 통증이 있기도 합니다. 신경을 많이 써서 오는 겁니다.

▷질문

소음인이 간 질환이 있을 때는 어떻게 해야 할까요?

▷양 원장

쑥이 좋고, 향부자, 소엽, 진피, 백출 같은 약재를 활용하여 처방을 해서 복용하면 한결 좋아질 수 있는데, 소음인은 그런가 보다 하고 넘어가는 경우가 많으니, 건강을 위해서 검진을 정확히 받고서 적극적인 치료도 하기를 권합니다.

▷질문

체질을 떠나서 간기 울결을 잘 다스리는 방법이 무엇이 있을까요?

▷양 원장

마음 편하게 살면 되는데요. 그게 어렵잖아요. 간은 스트레스를 받아 잘 뭉쳐서 울결이 오기가 쉽거든요. 항상 긍정적인 마음을 유지해서 활동을 많이 하면 좋습니다.

태음인 체질은 칡을 잘 활용하고, 태양인은 메밀을 소양인 체질은 결명자나 구기자 같은 약재를 잘 활용하고요. 소음인은 향부자, 백출, 진피, 이런 약재를 수시로 차로 달여 마시면 조금씩 도움을 받을 수 있을 겁니다.

두드러기가 나는데

▷질문

과로하고 나서 두드러기가 생겼는데, 병원에 가서 치료해도 잘 낫지 않고, 더 심해지고 가렵다고 하는 데 어떤 치료법이 있을까요? 두드러기 때문에 고생하는 사람도 많더라고요. 애들은 그 고통이 더 심할 것 같기도 하고요. 대개 현대의학적인 원인이 없는 경우가 많던데요.

▷양 원장

만성 두드러기입니다. 대개 일차적 원인은 피부가 연약하고 외부의 자극에 민감하게 반응하는 상태라고 볼 수 있죠.

어떤 초등학생을 본 적이 있는데 육류만 먹게 되면 두드러기가 생기는데 그 고통이 정말 심하더라고요.

매번 병원 응급실 신세를 지게 되는데, 딱히 원인이나 치료법이 없어서 부모님들의 심적 고통도 심한 것 같고요. 대개 알레르기라는 용어를 쓰는 거죠.

어떤 사람은 돼지고기만 먹으면 그런다는 경우, 닭고기만 먹으면 그런다는 경우, 개인마다 차이가 많은 것 같아요.

대개 한방에서는 피부의 열, 몸의 습기와 열, 피가 탁해져 생기는 혈열로 인한 혈조 등으로 분류해서 접근하는데, 자연현상에 비유하면 산에 산불이 나는 이유는 건조해진 기후로 작은 불씨만 있어도 떨어진 낙엽이 말라서 잘 타오릅니다.

즉 우리 몸 중 특히 피부에 염증이 일어나는 이유는 쉽게 열이 조장되기 때문이라고 볼 수 있죠. 몸속이 열이 많아져 피가 탁해졌다고 보면 될 것입니다.

초기에 증상이 발생하면 피부의 자극 때문인지, 생활환경의 문제 때문인지 살펴봐야죠. 만약 식생활이 불규칙하고 음주가 잦거나, 수면이 부족했다면 우리 몸의 기본적인 생리 활동에 불균형이 생겨 면역기능이 저하되었을 수도 있습니다.

치료는 우선 먹고, 자고, 배변하는 등의 습관을 잘 유지하고, 당분간 고기류, 튀김류, 면류 등의 음식을 삼가야 합니다.

폐나 비장의 열은 밖으로 배출시킬 필요가 있으므로 유산소운동을 해주면 좋고요. 저녁에는 족욕 등으로 몸의 자율신경을 이완시켜주는 것도 좋을 듯해요. 때를 밀거나 탕에 들어가서 피부에 자극이 되는 목욕은 삼가는 것이 좋습니다.

두드러기가 심하면 호흡곤란까지 올 수 있으니 현대의학적으로 원인이 안 나타나면 한방적으로 그 원인을 정확히 진단받아서 치료와 섭생을 잘 해보시기 바랍니다.

▷질문
몸이 약해서 홍삼 같은 약을 먹으면 어떨까요?

▷양 원장

홍삼은 보기약이라고 하죠. 기운을 올리는 약인데 인삼에 있는 뜨거운 기운을 찌고 말려서 열기는 낮추고 기운을 올리는 원기를 회복하는 약입니다.

평소 소화가 잘 안 되고, 추위를 많이 탈 때 효과를 볼 수 있죠. 하지만 홍삼만을 복용하는 것은 피부의 면역성을 키울 수 없으며 증상이 올라오고 있는 중에는 열의 기운을 가지고 있는 홍삼이 증상을 더 심해지게 할 수도 있으니 주의하셔야 합니다.

꼭 정확한 진단을 하고 복용 여부를 정하시기 바랍니다. 음인 체질에는 두드러기가 심할 때 도움을 받을 수도 있으나, 양인 체질, 특히 소양인 체질은 속에 화 기운을 불어 넣는 것이니 절대 삼가야 합니다.

소양인 체질은 좋다는 말만 듣고 덥석 복용하는 것 주의하셔야 합니다.

만성적인 두드러기는 단기간이 아닌 장기간의 치료가 필요하고 체질개선과 몸의 음양의 균형이 맞아야 하죠.

▷질문

특히 몸 보한다고 어떤 제품을 장기간 복용하는 사람들도 많던데요?

▷양 원장

여러 식품이나 약재에 관심을 가지는 것은 좋은 건데, 어디에 무엇이 좋다고 하면 그것을 모두 맹신해 버리다 보니까 본인이 안 맞는 것을 지속해서 복용하는 것이 영향을 미칠 수 있습니다.

몸을 보하려고 복용하는 것은 좋은 거지요. 하지만 최소한 나하고는 맞아야 하는 것 아닙니까? 왜 이 말을 항상 잊어버리는 건지 안타깝습니다.

이 시간은 어떤 먹거리를 뭐라 하는 것이 아니고, 정확히 먹자는 것이니 오해는 없기 바라고요.

고혈압이 있어요

▷질문
날씨가 선선해지니 혈압이 높은 사람들은 신경을 더 쓸 것 같아요.

▷양 원장
그렇죠. 혈압은 혈관에 부딪히는 피의 압력을 말하는데 심장은 온몸의 혈관에 피를 뿜어주잖아요. 혈압이 높으면 호스가 압력을 받아 탄력이 떨어지듯이, 고무줄이 오래되면 딱딱하게 굳고, 끊어지는 것과 같은 이치죠.

그래서 고혈압은 가장 많이 들어본 질환이며, 가장 염려가 되는 질환이고, 가장 예방이 필요한 질환 중 하나입니다.

▷질문

혈압이 높거나 동맥경화증, 뇌혈관 질환을 예방하려면 어떻게 해야 할까요?

▷양 원장

대개 비만한 사람들이 고혈압에 노출이 쉬운데. 우선 살부터 빼시던지 적정 체중을 잘 유지하려고 노력해야 하고요. 걷기 운동이 좋습니다.

잡곡밥을 먹고, 특히 식물성 식품과 친해져야 하는데 어려운 이야기죠.

대개 흥분을 잘하고 분노를 참지 못해서 그런 경우가 많아 뇌나 심장, 신장 등에 합병증을 일으킬 수 있으니 노력이 필요합니다.

사실 혈압과 관계된 질환이 있는 사람들은 식탐이 많고, 항상 대화도 먹는 이야기입니다.

과식, 과음이 주원인이 되죠. 특히 태음인 체질은 심장질환, 고혈압, 순환계질환에 노출되기 쉬우니 적게 먹어야 하는데 콩이 최고의 식품입니다.

이외에 신선한 채소와 과일, 칡차, 뽕잎 차, 국화차를 활용하고, 도라지, 더덕, 무, 버섯, 미역, 다시마도 많이 먹어야 합니다. 피가 깨끗해져야 예방하는 것이고 본인이 사는 길입니다.

열이 많다고 하는 양인 체질은 어떤 게 좋을까요?

소양인은 팥을 권해드리고 싶어요. 혈압강하 작용도 있고, 이뇨 작용이나 배변소통에 좋거든요. 평소에 구기자차를 드셔도 좋고, 상체로 몰리는 열감을 많이 풀어주시면 좋아요. 머리 뚜껑이 열린다고 많이 하거든요. 그럼 머리 뚜껑을 닫지 말고 열어야 합니다. 화를 어떻게든 날려버려야 한다는 것입니다.

태양인은 혈압이 있어 목이 뻣뻣하고 두통이 있으면 모과차를 항시 즐겨 마시는 것도 좋은 효과가 있습니다.

그 외에 소음인 체질은 유전적으로 혈압이 생기는 경우가 많고요. 무엇인가 생각이 깊으면 위장에 담이 많아져서 혈압이 높아질 수 있으니, 귤피차나 로즈마리라는 허브차를 마시는 것도 좋습니다.

눈이 가렵고 건조해요

▷질문

가을에 눈의 피로라든지 눈의 건조함을 호소하는 사람들이 많아
지죠?

▷양 원장

계절상 가을은 건조의 계절이죠. 그래서 더욱 눈의 불편함을 호
소하는 사람들이 많아질 수밖에 없습니다. 인공조명 아래서 오랜
시간 일을 하거나, 한 가지 일에 집중하다 보면 눈의 피로와 충혈이
많아집니다.

또 여러 가지 신경을 많이 쓴다거나 스트레스 등이 있게 되면 열
이 오르게 되기 때문에 더욱 눈의 불편을 호소합니다.

또 나이가 먹어감에 따라 어느 사람도 노화의 반응에서 예외일
수 없는 것이 눈이라고 보면 됩니다.

▷질문

눈은 한방적으로 어떻게 의미를 두고 있나요?

▷양 원장

오장육부의 정기가 눈에 모여서 눈의 정기기 된다고 하고, 우리
몸에 영혈과 질병에 대해 방위하는 저항력, 모든 힘이 머무는 곳이

라 합니다.

눈은 간장 기능이 반영되는 창문, 간 기능이 고르면 눈의 시력이 좋아서 오색을 분별하게 됩니다. 간이 허하면 눈이 어두워지고, 흐려지게 되는데, 각종 채소와 과일이 눈을 맑게 한다고 합니다.

▷질문

안구 건조증이 왜 나타난다고 볼 수 있나요?

▷양 원장

대부분 눈물이 부족하거나 눈물층이 불안정할 때 나타난다고 하는데, 정확한 원인을 표현하기는 어렵고요

대체로 사물을 보는 데 불편하고, 눈이 따갑고 시리고, 바람이나 연기에 예민합니다. 이물감이나 가려움이 느껴지고 충혈 되는 것이 주 증상입니다. 눈곱이 생기기도 하고, 편두통이 같이 오는 때도 있습니다.

▷질문

어떤 사람은 눈이 시어서 눈물이 더 나온다고 하는 때도 있던데요?

▷양 원장

무엇인가 시다는 표현은 약해졌다는 의미입니다. 그 외에도 이물

감 등의 자극에 대한 반사작용일 수도 있습니다.

안구 건조증은 장시간 눈을 노출하면 심해지고, 나이가 들수록 눈물이 적어지는 경향이 있어 중년 이후에 많이 발생합니다.

▷질문

안구 건조증을 예방하는 방법에는 무엇이 있을까요?

▷양 원장

우선 눈물이 없으면 염증이 잘 생길 수 있거든요. 감염의 우려가 있으니, 눈을 비비거나 더러운 손으로 눈을 만지지 말아야 합니다. 최근에는 컴퓨터나 스마트폰의 과다 사용도 주요 원인이 됩니다.

눈을 자주 깜빡거려서 각막을 덮고 있는 눈물층을 수시로 보충해 눈의 피로를 풀어주어야 합니다.

방 안의 습도를 적당히 유지하여 실내를 건조하지 않게 하고, 자주 안구의 피로를 풀어줄 수 있도록 눈을 휴식해야 합니다.

▷질문

특히 여러 가지 약물로 인해 증상이 나타날 수도 있다고 하던데요?

▷양 원장

여러 약물이 눈물의 분비에 영향을 줄 수 있습니다. 이때는 대개 인공누액을 점안하게 되고, 한방에서는 눈 주변의 혈 자리에 침술 치료를 하고, 눈을 맑게 하고 진액을 보충하는 약물치료를 하게 됩니다.

▷질문

눈에 좋은 약재가 무엇이 있을까요?

▷양 원장

가을 하면 국화차가 유명하죠. 국화는 머리와 눈을 맑게 하고, 일에 지친 현대인들에 좋습니다. 몸이 냉한 사람은 따뜻하게 마시고, 독성이 없어서 남녀노소에게 제격입니다.

▷질문

결명자차가 눈을 좋게 한다고 하는데 설명 좀 해주세요.

▷양 원장

맞아요. 눈 하면 결명자차죠. 결명자는 눈이 붉고 눈물이 나오는 것을 다스립니다. 심장이나 가슴 쪽에 열감이 많을 때 눈에 이상이 오는데, 이때 결명자가 효과가 좋습니다. 소양인 체질의 약재이거든요.

몸에 열이 많아 소변이 붉거나 소변보기가 어려울 때, 변비가 잘 올 때도 효과가 있어요.

문헌에는 결명자를 가루 내어 식후에 쌀미음에 타서 먹으면 좋다고 하는데, 백일 동안만 복용하면 밤에 사물을 촛불 없이도 볼 수 있다네요.

결명자는 성질이 차기 때문에 양인 체질에 좋고 위장이 약한 소음인 체질은 주의가 필요합니다.

아토피가 정말 심해요

▷질문

아토피 피부염으로 고생하는 분들이 많고요, 사회적으로도 아토피에 관한 관심이 많은 것 같아요. 잘 치료가 되지 않는다고 하잖아요.

▷양 원장

사람이 살다 보면 가려울 때가 있잖아요. 아마 신이 인간에게 준 고통 중 가려움이 가장 심한 고통이라는 말도 있더라고요. 아토피 피부염, 왠지 듣기만 해도 치료가 쉽지 않다는 생각이 들 겁니다.

우선 가려움의 원인이 몇 가지 있는데요, 음식을 잘못 먹고 식중독이 와서 두드러기로 가려울 때가 있고요, 계절의 변화와 공기의 영향으로 건조해지면서 가려울 때가 있어요. 그래서 건조한 가을철에 심해질 수 있습니다.

나이가 먹으면 피부가 건조해지고 가려움을 호소하는 어르신들도 많게 되고, 아이들은 어떤 음식에 노출이 되면 두드러기도 생기는데 대개는 열을 띠는 경우가 많으니 인스턴트식품을 자제시켜야 합니다. 인스턴트식품은 공공의 적입니다. 적폐라고 해도 됩니다.

대개 가려움의 치료는 대증치료가 많죠. 현대의학에서는 스테로이드제 연고를 쓸 수밖에 없고요.

원인이 분명하거나 일시적 현상과는 달리 그 원인이 분명치 않아 오랫동안 피부가 가려워서 고생하는 때도 많습니다.

아토피 피부염은 기본적으로 피부가 건조한 거죠. 증상은 건조한 피부로부터 시작하여 붉어지고 부풀어 오르고 가려움증으로 진행이 되죠.

생각을 해보게요. 건조함이 원인입니다. 그럼 어떤 체질에 아토피 피부염이 많을지는 유추해 볼 수 있습니다. 몸에 수분이 부족하여 건조한 소양인 체질이 가장 아토피 피부염에 노출될 수 있다는 것으로 생각할 수 있습니다.

만약에 소양인 체질이 겨울에 귤을 많이 먹게 되면 아토피에서 해방이 될 수가 없습니다. 귤은 목에서 넘어갈 때는 시원하게 넘어가지만 소양인 몸속에서는 물을 더 말리는 성질이 있습니다. 귤도 소양인은 적게 먹어야 합니다. 이런 교육이 필요한 시기입니다.

▷질문

어릴 때부터 아토피 피부염으로 고생하는데요. 요즘에는 친환경적인 공간에서 자연 치료법을 하는 애들도 있다고 들었어요.

▷양 원장

깨끗한 자연으로 돌아가면 좋아질 것 같아요. 먹거리도 친환경적, 거주지도 친환경적, 입는 옷도 친환경적, 결국 의식주 모두가 자연으로 돌아가야 한다는 거죠. 온갖 인스턴트식품에 노출이 되어 있잖아요. 사실 우리가 전통적으로 먹어오던 거친 음식에는 이런 원인이 없는데, 기름기 많은 음식에 노출이 되다 보니 식생활을 변화시키기가 어려운 거죠.

어른들도 변화시키기가 어려운데 애들이야 더욱 어렵죠. 채식을 위주로 식생활 하는 애들은 드물 거예요. 모든 것은 튀긴 음식들 세상이잖아요. 불에 굽는 화식이 우리의 건강을 해치는 주범인 겁니다. 그렇다고 애들한테 먹이지 않을 수 없고, 참으로 쉽지 않은 문제 같아요. 어린 애들이 청국장, 된장국 먹겠습니까? 우리 모두의 책임이고 국가적으로 전면적인 홍보와 계몽이 필요한데, 일상 들어본 원칙적인 말보다는 체질을 나누어서 이야기해주면 훨씬 신선하게 전해질 겁니다.

▷질문

아토피가 환경적인 것하고는 어떤 연관이 있을까요?

▷양 원장

한의학에는 오행이라는 원리가 있습니다. 공기가 오염이 되면 영향을 많이 받는 장기가 金 장기인 호흡기, 폐에 해당이 되죠.

폐가 약해지게 되면, 오행 중 수(水)인 신장의 기운이 약해지게 되거든요. 그렇다 보면 수분을 만들어 내는 힘이 약해지다 보니 피부가 건조해지게 되는 것 같아요.

그래서 폐와 신장의 기운이 약해지면 결과적으로 피부는 자연스럽게 건조하게 되고 아토피에 노출될 수가 있다는 거죠.

▷질문

앞으로 환경오염으로 인한 기후 변화가 더 많은 아토피 환자를 만들어 낼 것 같다는 생각이 들어요.

▷양 원장

저도 그렇게 생각해요. 자연재해라고 보시면 됩니다. 지구의 온도가 상승함으로 오는 일부분이 될 수 있는데, 좋은 치료법들이 많이 연구되었으면 해요. 아무튼, 수분 섭취를 많이 하시고요. 많은 식생활의 변화, 섭생이 적절하게 이루어져야 치료도 되고 아토피를 많이 예방할 수 있을 거라고 생각이 됩니다.

▷질문

아토피 피부염과 몸속의 수분이 충만한 것과 연관이 많다는 이야기네요. 그럼 발병연령과 증상, 악화시키는 원인은 무엇이 있을까요?

▷양 원장

대부분 영아기부터 12세 사이에 많이 발병하는데 성인에서도 요즘은 많은 것 같아요. 피부 가려움이야 당연하고 비염 증상에 결막이나 인두의 가려움증도 나타나고, 가려움증이 심하면 정서적인 장애와 성장에도 문제가 올 수가 있죠.

악화시키는 요인은 알레르기, 스트레스, 계절, 환경오염, 음식, 체질적인 원인이 있습니다.

▷질문

아토피가 심한 경우 본 적 있으시죠?

▷양 원장

어떤 중학생 남자였어요. 이 학생은 아토피 피부염이 너무 심해서 온종일 긁는 경우였어요. 밤새 내내 긁다 보니 잠을 이룰 수가 없는 거고요.

특히 가려움은 밤에 더 심한 경우가 많거든요. 오죽하면 학교에 다닐 수 없을 정도였어요.

병원에 다니면서 아무리 치료를 해도 어려운 경우였는데, 원인은 이 학생도 신장의 기운이 약하다 보니 수분이 극도로 부족한 소양인이었답니다. 본인 체질에 맞게 한약을 복용하면서 섭생을 잘하여 조금씩 호전이 되는 경우였어요.

아무리 치료하면 뭐합니까? 먹는 음식이 가려지지 않고, 체질에 대한 정보가 없다 보니 겨울에는 귤을 많이 먹고, 닭고기를 먹고 아 토피 환자는 먹는 것이 체질에 맞게 지켜지지 않으면 호전이 어렵습 니다.

▷질문

아토피는 가뭄이 심하게 와서 논바닥이 갈라지는 것을 연관시키 면 맞을 듯하네요?

▷양 원장

맞아요. 자연의 원리로 돌아가야 아토피에 접근할 수 있을 것 같 아요. 가뭄이 심하게 오면 결국 비가 많이 오면 되잖아요.

섭생을 잘해서 몸속에 수분이 충만하게 되면 조금씩 좋아질 수 있다는 원리라고 보면 되는데 이런 원리로 아토피에 접근해 나가기 가 쉽지는 않겠죠.

그래서 국가적으로 교육이 필요하다는 겁니다.

▷질문

최근에는 소아뿐만 아니라 성인에게도 아토피 피부염이 많이 나 타난다고 하던데요.

▷양 원장

많아지고 있죠, 성인들도 각별한 주의가 필요하죠. 특히 여성분이 얼굴이나 드러나는 피부 부위로 아토피가 생기면 고생이 이만저만이 아니죠.

이런 경우는 여러 약을 많이 사용했을 건데 단순히 어떤 약을 복용하면 낫는다는 개념으로 접근하기보다는 지속적인 생활관리와 음식관리를 하면서 잘 관찰하고 치료해야 할 듯합니다.

▷질문

생활관리란 무엇을 말하는 것이죠?

▷양 원장

해가 뜨고 지는 하루의 기본생활 패턴에 맞게 너무 늦은 시간의 수면과 과로를 삼가고, 식사도 규칙적인 시간에 해야 하는 겁니다. 건강만이 아니고, 기본에서 벗어나면 모든 것은 허물어지는 것입니다.

▷질문

그럼 아토피에 도움이 되는 음식은 무엇이 있을까요?

▷양 원장

생채식과 과일, 등푸른생선을 제외한 생선류, 김치, 된장, 청국장의 발효한 식품이 좋겠죠. 여기에서 대개 아토피 하면 등푸른생선 이야기가 나오는데, 꽁치나 고등어가 다소 열 성분이 있어서 피해야 한다는 것 같은데 다소 물음표입니다.

▷질문

아토피는 완치할 수 있을까요?

▷양 원장

전에 라디오 상담할 때 완치라는 말을 써서 방송위원회에서 경고를 받은 적이 있어요. 말을 조심해야 해요. 강조한 것인데 그것을 가지고 방송국에 경고를 하데요. 할 일도 대개 없나 보다 생각이 들었어요.

아토피는 완치라는 개념보다는 체질적인 유형으로 받아들이고 지속적인 관리와 치료를 병행하며 많은 인내가 필요하다고 봐요.

그리고 천연향 원액을 권해드리고 싶어요. 특히 '차조기'라는 약재에서 추출한 '라벤더'라는 향 원액과 차잎에서 추출한 '티트리'라는 향 원액이 많이 도움이 될 수가 있어요.

아로마 향 원액 중에는 이 두 가지만 몸에 직접 바를 수 있어요. 먼저 가장 잘 알려진 라벤더는 심신을 안정시켜주고요. 따뜻하게 마시면 은근히 땀이 좀 날수도 있고, 심신이 피로하거나 감기 기운이 있을 때, 정신적으로 긴장을 많이 해 잠을 못 잘 때도 좋다고 해요. 소화 기능도 도와주고요. 체하거나 속에 탈이 났을 때 따뜻하게 마셔도 좋습니다.

차조기라는 것은 한약재로도 쓰는데, '소엽'이라 합니다. 스트레스 많을 때, 무엇인가 순환이 안 될 때 처방하기도 해요. 바르기도 하고 이것을 이용해서 목욕해도 도움을 받을 수 있습니다.

두통이 항상 있어요

▷질문

지속적으로나 주기적으로 조금만 신경을 써도 두통을 호소하는 분들이 많잖아요. 두통약을 복용해야 통증이 소실된다고 하여 습관적으로 먹는 사람도 있던데요.

▷양 원장

그러죠. 두통은 사회가 복잡하고 다변화되면서 날로 늘어나는 질환이라고 볼 수 있죠. 검사상 뚜렷한 원인이 없는 경우가 많고요. 대개 스트레스나 긴장성 두통이라는 용어를 많이 쓰게 되죠.

이럴 때 대증 치료를 하는 경우가 많은데, 이런 치료보다는 장부의 허실과 체질을 고려해서 치료하면 근본 원인을 제거할 수 있는 거니 유익할 수 있습니다.

단 두통이 있는 사람은 현대의학적인 뇌 사진은 꼭 한번은 찍어봐야 합니다. 혹시 기질적인 질환이 있을 수도 있기 때문입니다. 그렇지 않고 이상이 없다면 한방치료를 하면 좋은 효과를 볼 수 있습니다.

기능적인 원인 중에서 위장기능이 약해서 오는 두통도 있습니다.

▷질문

위장이 약해서 오는 두통도 있다는 것 처음 들어봐요.

▷양 원장

이런 거죠. 위장에 음식물이 들어가면 힘 있게 주물러 줘야 하는데 위장기능이 약하면 힘 있게 주물러 주지 못하니, 결국 흐름이 느려지면서 노폐물이 생기게 됩니다. 흐름이 느린 냇가에 이끼가 끼는 원리와 같습니다. 이것을 '담'이라 합니다.

노폐물이 많아지면 결국 피가 탁해지면서 어혈이 생겨서 혈관을 막게 되고, 혈액의 흐름이 좋지 않으니 담이 더욱 성하게 되는 것입니다.

위장기능이 원인인 것처럼 우선 속이 메슥거리고 어지러우며 손발이 차지면서 눈부터 정수리까지 통증이 심하게 옵니다.

이런 경우 '이진탕'이라 하여 담을 없애주는 약에 머리를 다스리는 약이 가미가 되는 거죠. 한방에서는 '담'이라는 개념이 매우 중요합니다.

이 외에 어혈, 기허, 혈허, 음허, 기울로 인해서 두통이 오는 겁니다.

▷질문

어혈로 인한 증상은 어떤데요?

▷양 원장

어혈로 인한 경우는 대개 밤에 심하고요, 피가 잘 돌지 않아 생기며 바늘로 찌르는 것처럼 통증을 호소할 수 있죠.

이외에도 비만한 사람은 얼굴이 붉으면서 머리가 끈으로 동여맨 것처럼 무거움을 호소하는 때도 있고요. 대개 이런 경우는 혈압도 동반하는 경우가 많습니다.

▷질문

두통은 두통이지만 동반되는 증상이 약간씩 다르네요. 혈허 두통이란 피가 부족해서 오는 건가요?

▷양 원장

혈허 두통은 대개 여성에게 많고요. 머리가 아프면서, 얼굴이 창백하고, 심장이 두근거리며, 자주 놀라고, 어지럽다고 많이 합니다.

또 통증이 나타나는 시간에 따라서도 원인이 다소 다르거든요. 대개 이른 아침이나 오전에 두통을 호소하는 경우는 기나 혈이 부족해서 오는 경우가 많고, 오후나 밤에 심한 두통은 긴장하거나 스트레스가 많아져서 나타나는 것으로 음허나 어혈로 인한 두통인 경우가 많습니다.

▷질문

체질별로도 나타나는 두통의 양상이 다른가요? 차이가 있을 듯 합니다.

▷양 원장

꼭 그런 것은 아니지만 유형이 많이 차이가 날 수 있죠. 우선 소양인 체질이 두통이 많을 수 있는데, 다혈질이기도 하지만 수분이 부족하다 보니 화가 위로 많이 오를 수 있는 거죠.

거기다가 발산을 못 해서 화를 담아두게 되면 두통은 더욱 심해지게 됩니다. 신장이 약하다 보니 음허로 인한 두통이 많이 나타날 수 있습니다.

음허로 인한 두통, 결국 수분 부족으로 나타나는 것인데, 가을철 날씨하고 비슷해요. 모든 것이 건조하다 보니, 조그마한 부주의해도 불이 나잖아요.

우리 몸도 마찬가지입니다. 건조해서 오는 질환들은 가을, 겨울에 그 증상이 심해진다고도 볼 수 있어요.

음허로 인한 증상에는 어지럼증, 눈의 피로, 머리의 무거움, 입 마름이나 콧속이 건조하고, 번열감이 많아지고, 변비가 생기고, 소변이 진하고, 여기에 요통과 하지 무력증, 손발 화끈거림도 동반이 될 수 있습니다.

모두가 물 부족에서 오는 증상들입니다.

▷질문

이런 경우 좋은 처방이 무엇이 있을까요?

▷양 원장

'육미지황탕'이라는 처방이 있어요. 신장이 약해서 음허로 생긴 증상에 가장 광범위하게 쓸 수 있는 처방입니다.

'숙지황, 산수유, 구기자, 백복령, 택사, 목단피'라는 약재로 구성이 되어있는 처방인데, 무엇인가 건조하고 상열감이 많고 병원 검사상에도 큰 문제가 없다고 진단이 될 때 소양인 체질에 활용해 볼 수 있는 명방입니다. 꼭 기억했으면 합니다.

▷질문

머리가 아플 때는 경혈점 같은 곳을 지압하는 때도 많잖아요.

▷양 원장

머리 부위에 '태양'이라는 혈이 있어요. 눈초리와 귀 중간에 있는 혈인데, 우리가 대개 머리가 아플 때 누르는 혈입니다. 이 부위를 지압하거나 침을 맞게 되면 한결 호전될 수 있고요.

또 신장이 약해서 음허로 온 두통에는 발바닥에 보면 '용천'이라는 혈이 있어요. 이 부위를 자극하게 되면 도움을 받을 수 있습니다.

이 외에도 음허하기 쉬운 양인 체질은 방풍과 박하라는 약재를 활용하면 좋은데, 향기가 방향성이 강해서 베갯속에 넣어 자도 좋고, 끓여서 차처럼 마셔도 도움을 받을 수 있습니다.

▷질문

비위 기능, 즉 소화기 기능이 약해지면 결국 담이 많아지는 소음인 체질의 두통도 설명 부탁드려요.

▷양 원장

대개 비위 기능이 약한 사람은 기허 두통이 많은데, 힘이 부족하다 보니 담이 많아지는 거죠. 두통이 있다가도 사라지고, 추위를 많이 타고, 없던 땀을 흘리고, 갈증도 나며, 귀도 울릴 수가 있어요.

이럴 때는 따뜻한 인삼차나 생강차, 귤피차를 복용하면 좋은데, 기를 보해 주어서 담(痰)까지 안 가게 하면 됩니다.

▷질문

기가 부족해서 담까지 가게 되면 어떻게 되는 거죠?

▷양 원장

담궐두통이라 하는데, 담까지 가게 되면 섭생으로 잘 회복이 안되고 치료를 받아야 합니다.

원칙은 기를 보충시키면서 담을 없애주는 약재를 활용해야 하고, 눈부터 정수리까지 통증이 생기고, 어지러움이 심해지고, 손발이 아주 차지고, 속이 많이 울렁거린다고 하며 심하면 토하기도 합니다.

▷질문

기허나 담궐로 인한 두통은 지압법이 좀 다른가요?

▷양 원장

사관이라고 하는데, '합곡'이나 '태충'이라는 혈을 지압하면 좋은데, 특히 발에 있는 '태충'혈을 수시로 지압해주면 피를 맑게 해주니, 좋은 효과를 볼 수 있습니다. 또, 신경성으로 오는 경우는 안정을 시켜 주는 '내관' 혈을 자극하면 도움이 됩니다.

특히 심혈관계가 좋지 않아 혈압이 높아질 수 있는 태음인 체질은 날씨가 쌀쌀해지기 시작하는 시기에 주의가 필요합니다.

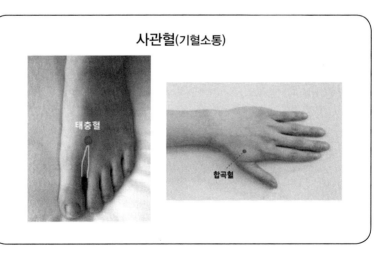

사관혈(기혈소통)

▷질문

아무래도 날씨가 추워지면 활동량도 줄어들고, 운동 부족도 올 수 있어서 여러 증상이 나타날 수 있겠네요.

▷양 원장

대개 뇌압도 높아지기 때문에 뒷머리로 두통이 오는 경우가 많고요. '풍부'와 '풍지'라는 뒷머리 쪽에 혈 자리가 있는데, 지속해서 지압을 해주면 좋죠. 대개 고혈압, 중풍과 연관이 되기 때문에 혈 자리이름에 '풍(風)' 자가 붙는 겁니다.

▷질문

이럴 때 태음인 체질에 쓸 수 있는 약재는 무엇이 있을까요?

▷양 원장

가을에 인기가 좋은 국화차가 최고일 거예요. 두통에 좋고 머리와 눈의 열을 내려주고요.

혈압강하의 작용도 있어 국화차를 상복하고 국화 베개를 이용해도 도움이 될 수 있죠. 이 외에도 칡차를 꾸준히 복용하면 두통에 도움이 될 수 있습니다.

어떤 체질이든 마음을 편하게 하고, 긍정의 마음과 비우고 내려놓는 마음가짐이 중요할 것입니다. 말은 쉽지만, 행동은 참으로 어려운 말입니다.

6장.

내려놓기

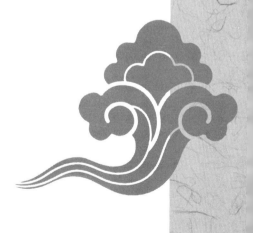

내려놓기

▷질문

주변에 암이나 뇌혈관 질환, 신장병 등 지병으로 고생하는 사람들이 많은 것 같아요. 잘 받아들이고 치료도 적극적으로 하는 사람도 있지만, 정신적인 스트레스가 너무 많아 이겨내기가 어려운 사람도 있는 것 같습니다.

질병을 이겨내는 현명한 방법 없을까요?

▷양 원장

저도 몇 달 전에 병원에 가서 종합검진을 하는데, 위 내시경 상 궤양이 있어서 조직검사까지 했는데, 그 결과 들으러 병원을 다시 찾을 때는 긴장이 많이 되더라고요.

어떤 검사를 하고, 검진 상 심각한 진단을 받게 되면 정신적으로 평안한 때는 없을 겁니다. 진단명에 무너지는 때도 있고요.

병원에 가니 검사 하는 사람, 아픈 사람들 많더군요. 저는 곰곰이 생각해 봐요. 지병이 있는 원인이 무엇일까? 건강에 관한 적당한 관심은 좋지만, 지나친 관심과 집착도 건강에는 그다지 도움이 되지 않는다고 생각합니다.

자연의 이치대로 살아가면 좋은데 욕심을 내고 내려놓지를 못하다 보니 몸에 독기가 쌓이고 질병이 되는 겁니다. 특히 화가 주요 원인인 것 같습니다.

그리고 정기적인 종합검진만이 큰 질병을 예방하는 방법입니다.

▷질문

맞는 말인데 '내려놓는다'라는 것이 그리 쉽지는 않겠죠. 경쟁이 치열한 시대이다 보니 서로 마음에 여유가 없어서도 그럴 것 같고요.

검진이 최상의 방법이라는 것에는 전적으로 동감합니다.

▷양 원장

한의원을 하면서 알게 된 어떤 선생님이 계셨어요. 개인적으로 그분이 고마웠고, 그분은 저한테 고맙다고 하죠.

마른 체형에 라디오를 즐겨 듣는 분이셨어요. 조용하시고 배려 많으시고, 체질에 관심이 있는 사람들이 보면 누구나 소음인이라고 하는 분이셨죠.

그런데 그분은 맥이 화가 많은 분이었어요. 평생을 모두 속으로 삶이고 사신 거죠.

솔직히 그런 분들을 위해서 저는 사상체질에 애착을 둬서 혼자서 저만의 체질에 대해서 정립을 한 것 같습니다.

본인의 체질에 맞게 사는 분들은 건강하다고 보시면 됩니다. 그리 조용하신 선생님께서 제가 진행하는 라디오 상담을 항상 들으신 거죠.

조용하신 것 같아도 건강에 관한 관심도 많고, 가족들을 모두 데리고 와서 체질 진단도 하고 한 것은 내적인 부분은 적극성이 많은 소양인이었던 겁니다.

지금도 연락을 주시고 저도 큰 도움은 아니지만, 건강관리를 해 드리고 있는 것이 보람이 있습니다.

저는 정확히 체질진단을 해주고, 소음인으로 인식한 것을 소양 인으로 전환해 드린 것이 보람 있었고, 이 분이 흔쾌히 소양인으로 인식을 바꾸어 준 것에 저는 더욱 고마움을 가진 것입니다. 그렇게 인연이 되어서 지금도 그 분이 체질에 맞게 건강관리를 하고 계신 것이 다행이라는 생각을 들게도 합니다.

▷질문

검사를 해보셨나요? 소음인 같아 보이는데, 직접 진단을 해보니 소양인이었다는 말인 거죠?

▷양 원장

제가 봐도 소음인 같은데, 검사를 해보니 소양인이셨죠. 그때 등 에서 쫙 소름이 돋을 정도의 전율이 왔는데, 체질을 중요하게 여기 던 저의 그 순간의 기분을 누구도 이해 못 할 겁니다.

부인은 소양인 같아 보이고, 그리 행동을 하시고, 실제로도 소양 인이었고요. 소양인 체질은 본인이 관심이 생기면 모두 알아야 하 더라고요.

모든 가족이 와서 검사했죠. 홍삼, 인삼, 꿀 같은 것을 즐겨 드셨 는데 한의원 다녀가고 나서는 일절 끊으셨어요.

양인 체질은 음기를 보해주고, 음인은 양기를 보해주고, 가뭄이 심할 때는 비가 몽땅 와서 해소하면 되고, 홍수가 나면 비가 그만 그치기를 빌고, 해가 쨍쨍 떠서 물기를 말려주면 된다는 자연의 원리와 우리 몸은 똑같다고 생각하시면 이해가 되실는지요.

이런 분들을 많이 봐와서 2003년 10월부터 소양인 한의원으로 간판을 바꾸게 되었답니다. 음인으로 아는 소양인, 태양인을 놓치면 한방은 의미가 없다고 자신 있게 말합니다.

그 사람의 성향을 보고 음인으로 판단해버리는 오류를 범하지 않았으면 하는 마음입니다. 생각의 전환, 그 사람의 건강을 지킬 수 있습니다.

▷질문

건강에 대한 지나친 관심이 꼭 좋은 것만은 아니겠네요? 저는 관심이 많이 없어서 양인 체질이 모든 일에 관심이 많다는 이런 말도 박사님께 처음 들어봐요.

▷양 원장

관심을 가지는 것은 좋은데, 어디에 무엇이 좋다고 하면 그것을 모두 맹신해 버리다 보니까 본인이 안 맞는 것을 지속해서 복용하는 것도 영향이 있을 거라는 겁니다.

어떤 먹거리를 뭐라 하는 것이 아니고, 정확히 먹자는 겁니다. 특히 단방으로 먹는 것은 꼭 본인과 맞는지를 확인하고 먹었으면 하는 마음인데, 제 뜻대로 되겠습니까? 지극히 맞는 말인데 왜 이리 설명이 길어지고 어려운지 모르겠습니다.

혈압에 좋다고 즙을 내서 먹는 양파즙, 강장제로 좋다는 마늘로 된 제품들, 남자분들이 정력 식품으로 오해하는 것들, 제대로 먹었으면 하는 마음이 간절한데 모든 소개되는 것이 "어디에는 무엇이 좋다더라"로 되어버리니 어려운 것 같아요. 개선이 될 때가 오겠죠.

칡, 아무나 먹지 마라

▷질문

등산가는 길에 칡즙을 파는 곳이 많더라고요. 술 좋아하는 사람은 아침에 복용하는 사람도 있던데요. 숙취 해소에 칡을 활용한다는 말도 들어본 것 같습니다. 특히 여자에게 칡이 좋다고도 하는데 맞는 말인가요?

▷양 원장

정말 좋은 거죠. 해열작용도 있고, 감기에 좋고요, 협심증, 뇌졸중 등 심혈관계 질환에 좋습니다. 좋은 효능은 너무 많아 나열하기가 어렵습니다.

이런 이야기가 있어요. 칡뿌리가 무성한 곳에는 다른 식물은 살

수가 없다네요. 모든 수분을 칡이 다 빨아들여서 그런데요. 그 정도로 칡은 욕심이 많다고 해요. 본인은 살고 주변은 모두 말려 죽인다는 거죠. 칡 주변은 땅이 메마른데, 칡뿌리를 잘라 보면 물이 엄청 쏟아져 나오는 겁니다.

독기가 쌓일 수 있으므로, 술을 좋아한다거나 과식하는 사람, 야식하는 사람, 비만이 심해서 허우적대는 사람들은 칡을 활용해서 복용하면 한결 좋아질 수 있습니다.

▷질문

처음 들어보지만 그럴듯한 이야기인 것 같네요. 그럼 마른 체질은 칡을 활용하는 것은 좋지 않다고 볼 수도 있겠네요?

▷양 원장

그래요. 체질을 몰라도 칡은 땀이 많고 비만한 경우에 효과가 있으니, 예민하고, 소화불량이 있고, 특히 식도염이 있는 사람은 활용하지 않는 게 나을 겁니다.

간은 저장하는 장기입니다. 칡은 체질별로는 태음인의 대표적인 약재라고 해요. 간열이 많은 태음인 체질은 간 질환, 심혈 관계 질환, 대장의 기능이 민감한데요, 칡이 이를 가라앉혀 준다고 보면 됩니다.

머리가 맑지 않고, 두통, 어깨나 목덜미가 항상 뻐근하고, 장이 약해 뱃속이 불안할 때도 칡이 효과가 있습니다. 태음인은 비만해지기가 쉬워서 칡이 노폐물을 제거해주고 비만 탈출에도 도움이 될 수 있다 할 수 있어요.

눈이 아프고, 열이 오르고, 가슴이 답답하고, 목마름이 심할 때도 칡차나 칡즙 한잔을 복용해보세요. 큰돈 안 들이고 좋은 효과를 볼 수 있습니다.

등산을 가면 입구에 칡즙, 이런 것 있어요. 몸이 비만하고 땀이 많은 분은 한 잔씩 하면 아주 좋습니다. 칡은 간을 보해주는 것이 아니고 간의 열을 풀어주는 것입니다.

깡 마르고 눈이 부리부리한 사람은 마시지 마시고, 다른 사람 먹는 것 구경만 하세요. 그것이 정답입니다.

▷질문

그렇군요. 비만한 사람들은 등산 가서 한 잔씩 해야 하고, 마른 사람들은 칡도 삼가라. 유익한 정보인 것 같습니다.

대개는 '어떤 것을 먹으면 좋다'로 끝나는데 원장님은 그것을 비만자, 마른 자로 나누어 주니 특별하네요. 이런 식으로 관심을 가지면 시간은 다소 걸려도 본인하고 안 맞는 것은 다소 절제할 것 같습니다.

▷양 원장

비만 이야기가 나왔으니 좋은 음식 하나 더 말해 볼게요. 율무 아시죠? 비만 예방에 율무가 좋아요. 비장을 좋게 해주고 위와 폐의 기능을 돕죠. 노폐물을 체외로 배출하여 줍니다.

특히 이뇨효과가 뛰어나서 부종 치료, 체내 수분이 제대로 대사되지 못하는 물살에 아주 좋습니다. 물만 마셔도 살이 찐다는 피부가 햇빛을 쐬지 못해 허연 분들한테 율무는 탁월한 효과가 있습니다.

율무 밥을 해서 먹으면 좋겠죠. 원래 율무는 깔깔하므로 잘 배합해서 먹으면 좋을 겁니다. 또 율무는 포만감을 주기 때문에 율무차를 한 잔 마시면 속이 거뜬합니다.

살이 찌는 것이 걱정인 분들 오늘부터 잡곡밥에 꼭 율무를 넣으시기 바랍니다. 소화 기능이 약한 분들은 반드시 볶아서 쓰고, 부종이 심할 때는 생율무로 차를 끓이는 게 좋고요.

결론은 율무도 몸이 비만한 분들이 복용하면 좋은데, 몸이 비만한 사람은 육식을 좋아하니 율무밥이 쉽지는 않을 겁니다.

상대적으로 예민하고, 마른 사람들은 삼가는 것이 본인에게도 좋고, 국가적으로도 좋고, 율무에게도 좋습니다.

율무를 잘 활용해서 비만 탈출에 도움이 되었으면 합니다. 참고로 율무를 이용해서 제품화해서 사업을 한다면 미래에 아주 좋은 아이템이 될 것입니다.

양파가 피를 맑게 한다는데

▷질문

양파가 피를 맑게 한다고 해서 많은 사람들이 양파즙을 먹던데 괜찮은 건가요?

▷양 원장

양파는 없어서는 안 될 음식이죠. 위액의 분비를 좋게 해주고, 소화력도 높여주고, 변비도 해결해줍니다. 정력에도 좋고, 신진대사를 좋게 해 주고, 세포에 활력을 주고, 혈관도 강하게 해주어서 피의 흐름도 좋게 해 줍니다. 콜레스테롤 수치가 높은 분들에게 양파가 좋습니다.

상식으로 접근을 할게요. 양파를 까보면 어떠세요?

▷질문

맵죠, 따갑고, 눈을 뜰 수도 없을 때도 있죠.

▷양 원장

그것 보세요. 그 답변에 답이 있잖아요. 양파는 불의 성질을 가지고 있다는 거죠. 성질이 열성을 갖는다고 볼 수 있죠. 그러면 물기를 말려주는 음식이라고 볼 수 있죠. 이해가 되세요. 양파가 혈전을 예방하고 혈전을 녹여준다고도 하죠. 콜레스테롤 수치도 떨어뜨리고 혈압도 낮춰준다고 해요. 단 음인 체질에 좋다는 겁니다.

음식으로는 누구나 조금씩 먹는 것은 무관하지만, 음기가 부족한 태양인, 소양인 체질이 혈압이 높다고 양파를 즙을 내서 복용하는 것은 정말 아닙니다.

▷질문

들어보니 그러네요. 양파는 불의 성질이 있으니, 물을 말려준다. 새로운 접근이네요. 소음인들은 피로도 풀고 신경도 안정시켜줘 좋네요. 저는 많이 먹어야겠습니다.

▷양 원장

소음인 체질에는 좋습니다. 특히 여름에는 속이 차가우므로 많이 먹으면 좋죠, 복부 냉증도 없애주고요. 헛배 부르고, 설사하고, 배가 살살 아플 때도 좋다고 볼 수 있습니다.

술 이야기를 하나 할게요. 주전자에 소주를 넣고, 양파를 몽땅 썰어서 넣게 되면 양파 주(酒)가 되는데, 남자들 정력이 엄청 좋아져요, 여자들도 그럴 것 같고요. 남자들 그날 밤 잠 못 자요.

이 이야기를 했더니 양인 남자들이 먹고서 항의하잖아요. 머리만 아파서 혼났다고요, 암튼 양인 체질들은 적극적이라서 양파주 마시고 밤새 두통에 시달릴 수 있으니 주의하시기 바랍니다.

제발 양인 체질들 너무 건강에 지나친 관심은 몸을 해칩니다. 참아주세요.

양파는 성질이 맵죠. 누구나 즐겨 먹는 것이지만 양인 체질들은 조금씩 먹었으면 해요. 피로 해소 작용이 있어서 뇌와 신경에 에너지를 공급해 주므로 정신을 맑게 하고 마음을 편하게 해줍니다.

단 음인이 많이 활용하세요. 이것이 양파에 대한 결론입니다. 그래도 양인은 미련을 못 버립니다.

오이는 시원하다

▷질문

저번 시간에 혈액을 맑게 해준다는 양파 이야기를 했는데요. 성질이 맵다 공감이 가는 이야기예요. 그래서 기왕이면 음인 체질이 더 많이 활용하면 좋겠다고 하셨어요. 소주에 양파를 타서 마시라고 했는데요.

▷양 원장

술이 좋은 것은 아니지만 소주 좋아하는 사람들은 양파나 오이를 활용하시는 것도 좋을 것 같아요. 소주의 독한 기운을 양파나 오이가 완화시켜 주면 좋을 듯합니다.

198

▷질문

오이 생각만 해도 군침이 도는데요. 오이는 성질이 어떨까요?

▷양 원장

오이는 성질이 물을 만들어요. 향이 은은하면서 사랑받는 채소죠. 여름철 더위로 몸에 쌓인 열기나 장마철에 몸에 쌓이는 습기와 더위를 풀어줍니다. 더위에 지치고 식욕이 떨어질 때 얼굴이나 몸이 화끈거릴 때 청량제 역할을 한다고 볼 수 있죠. 양인한테 도움을 줄 수 있습니다.

단, 주의사항은 열을 풀어준다고 하면 몸이 찬 사람은 맞지 않는다가 아니라는 것만 명심해 주세요.

양인도 몸이 찬 사람들 많으니, 증상으로 본인 몸을 찬 체질로 알면 안 되고, 음인 체질이 몸이 찰 때, 양인 체질이 몸이 찰 때는 그 원인이 완전히 다른 겁니다. 먼저 체질을 정확히 알아보도록 노력을 하면 유익할 겁니다.

▷질문

저도 요즘에 관심이 커졌어요. 한 번도 그런 생각을 가져 본 적이 없었습니다. 증상으로 접근하지 말고, 그 증상의 원인을 체질을 고려해서 알자는 거잖아요. 유익한 방법 같습니다.

▷양 원장

관심 있는 분들은 생후 1개월 된 아이도 데리고 올 때가 있어요. 체질을 알고 싶다고 하면서요. 당연히 그 엄마는 소양인이고요. 태어나면서 혈액형을 알듯이 체질도 알 수 있으면 도움이 많이 될 건데요. 젊어서는 관심이 없고, 연세 드신 어르신들은 관심이 많습니다. 그러다 보니 어르신들은 또 지나치게 체질에 대한 섭생에 집착하는 것이 힘들 때가 많습니다.

▷질문

등산을 가면 오이를 가져와서 먹는 분들 참 많은 것 같아요.

▷양 원장

그렇죠. 갈증을 풀어주고 수분 보충을 해주니 좋겠죠. 몸 안의 열을 내려주면서, 피를 맑게 해주어 몸속에 쌓인 노폐물과 염분까지도 배출시켜주니 몸을 정화시켜주는 겁니다.

사실 오이는 성질이 순해서 누구나 드셔도 좋을 듯해요. 음인 체질은 생오이 보다는 오이무침이 좋겠죠. 고추, 부추, 양파를 배합하여 오이무침을 해서 먹으면 음양의 균형이 잘 맞을 것 같아요.

음인 체질은 오이에 양기를 보충시켜주면 되는 겁니다. 오미 무침은 참으로 먹음직하고 음인 체질에게도 무난하다고 볼 수 있습니다. 음양의 균형을 맞추어 주는 거죠.

양인 체질은 몸 안에서 체액이 고갈되기 쉬운 체질이라 했죠. 이뇨작용이 좋은 오이를 많이 먹으면 여러 성분을 보충시켜주면서 쓸 데없는 독소는 몰아 내주니 금상첨화인 겁니다.

소주 좋아하는 사람 중에서, 양인 체질인 사람들은 인삼주, 양 파주, 이런 것 마시지 말고, 큰돈 안 들이는 오이주를 몇 잔 마시는 것도 좋을 듯합니다. 단 술은 절대 건강에 도움이 될 수 없습니다. 몇 잔 하는 것을 말하는 겁니다.

혈압이 낮고, 빈혈도 있고, 평소 속이 냉하고 설사를 자주 하는 소음인 체질은 다른 방법을 쓰면 좋고요. 오이는 오이냉채도 있고, 여름에 더위를 이기는 데는 좋은 음식입니다.

마&천마

▷질문
아침을 안 먹는 사람들 많잖아요. 여러 가지 선식을 먹는 사람들 도 많고요.

▷양 원장
다소 몸이 비만한 사람들은 아침을 잘 안 먹죠. 저녁은 많이 먹 어버리고요. 야식도 허전하니 먹고요. 무작정 굶는 것보다는 대용 식이라도 한잔 마시는 것도 좋을 듯해요.

특히 요즘 학생들도 저녁에 간편식이나 기름진 음식을 많이 먹다 보니 장이 아침마다 말썽이죠. 학교 가려고 집을 나서면 장에서 신호가 오는 거죠.

▷질문
과민성 대장 증후군이라고 하나요?

▷양 원장
장도 습관인 것 같아요. 볼일을 집 아니면 못 보는 학생들 많죠. 거기에 비데가 설치되지 않으면 힘들고요. 큰일입니다. 학교에 갔다가 집으로 돌아오는 학생들도 있고요. 그러다가 실수하는 학생들도 있고요. 앞으로는 장에 문제가 생기는 사람이 더 많아질 겁니다.

▷질문
학생만이 아니고 직장생활을 하는 중에도 장에 문제가 있어서 고생하는 사람들 많이 봐요. 이럴 때 좋은 방법 없을까요?

▷양 원장
좋은 것이 있죠. '흙 속의 장어'라고 하는 '생마'입니다. 많이들 알고 있고요. 먹기도 좋고 맛도 좋습니다. 특히 옛날에 당구장에서 당구 칠 때 오렌지 다방에 배달해서 먹었던 마즙이 생각납니다. 참으로 고소하면서 맛이 좋습니다.

원래 생마가 가격도 비싸요. 한약재 이름으로는 '산약'이라고 합니다. 마는 땀이 많고, 소화가 안 되고, 속이 더부룩하고, 트림이 많고 할 때 좋아요. 설사를 잘하고, 정력 부족, 소변조절이 잘 안될 때도 좋습니다.

특히 당뇨가 있어 성 신경이 약해지거나, 월경불순, 대하증에도 효과가 있습니다.

▷질문

다이어트에도 좋다고 들은 적이 있는데 맞는 이야기입니까?

▷양 원장

맞아요. 특히 비만에도 좋고요. 고혈압, 중풍, 심장병, 당뇨병, 폐 기능도 보해줍니다. 장이 약해 아침마다 고생하는 직장인, 학생 모두 마를 잘 활용하면 좋을 듯합니다.

단 몸이 비만한 사람들이 복용하여야 합니다. 체질로는 땀이 많은 태음인 체질에 제격입니다. 마가 좋다 해도, 몸이 너무 마른 사람은 그다지 좋은 것은 아니라는 것 명심하세요.

특히 여름철 더위 먹고 장이 약해서 고생하는 분들한테 좋을 듯해요.

참 요즘 천마라는 게 인기가 있어요. 특히 뇌혈관에 좋다고 하는데요. 이것과 생마를 잘못 알고 있는 때도 있는데, 전혀 다른 것이고요. 무엇이든지 단방으로 활용하는 것은 정확히 자기에게 맞는지 알고 복용하기를 다시 한번 강조 드립니다.

▷질문

마즙을 먹어 봤는데 아주 고소하고 맛이 좋더라고요. 한 잔만
먹어도 뱃속이 든든하던데요.

▷양 원장

아주 좋죠. 마가 뱃속을 든든히 해주고, 위장기능을 강화해주는
것이니 찬 것 많이 먹고 탈나기 쉬운 여름철에 활용하면 좋을 듯해
요. 다른 계절에 식사대용으로 활용하는 것도 좋습니다. 장에 탈
이 많은 사람, 과민성 대장 증후군은 마를 떠올려보시기 바랍니다.

▷질문

천마 이야기를 잠깐 해주셨는데 어떤 건지요. 저는 처음 들어봐
요. 먹어본 적도 없고요.

▷양 원장

천마, 한약재 이름입니다. 뿌리를 약재로 씁니다. 중풍을 예방하
는 약재라고 보면 됩니다. 한방에서는 풍습비라 하여 팔다리에 마
비감 같은 것이 있거나, 어린이 경풍이라든지 어지럼증과 말이 어
눌해지고, 잘 놀라고, 정신이 혼란할 때도 활용하는 약재입니다.
이외에도 힘줄과 뼈를 튼튼하게 해주기도 합니다.

▷질문

전문적인 용어가 나오니 조심해야 할 약재일 것 같아요.

▷양 원장

경련, 사지 마비, 반신불수, 어지러움, 신경쇠약, 고혈압, 두통, 현기증, 모두 보면 뇌혈관과 관련이 있는 증상들이죠. 결국, 풍을 가라앉히고, 경계를 진정시킨다고 보면 됩니다.

그래서 다른 약재들하고는 달리 좀 더 신중하게 사용해야 합니다. 반드시 풍, 습기, 기력보충 되는 약재들과 같이 처방되어야 효험이 있다고 보면 되고, 이를 상품화 시키는 것은 솔직히 바람직스럽지 않은 듯합니다.

▷질문

생마와 혼동이 되어서 관심을 가지다 보니까 일반인들도 알게 된 것 같아요.

▷양 원장

저는 그리 생각이 들어요. 뇌혈관 질환이 있는 사람은 건강에 관심이 많으실 수밖에 없는 거죠. 특히 반하백출천마탕이라는 처방이 있는데, 이 처방에 천마가 들어갑니다. 대표적인 두통, 어지러움을 다스려준다고 보시면 됩니다.

▷질문

그렇군요. 일반인들은 생마만 기억하면 좋겠네요.

▷양 원장

그렇습니다. 천마는 전문가에게 의뢰하고, 생마를 식사대용으로만 활용하시면 좋을 듯합니다.

과민성 대장 증후군이 없는 학생이 없을걸?

▷질문

과민성 대장 증후군에 관해서 설명을 해주세요.

▷양 원장

불안, 초조가 원인일 수 있으며, 체질적으로 소화기가 허약하거나 신경성이 있을 때 여러 증상이 같이 나타난다고 보면 됩니다.

때로 설사도 하고 변비도 있고, 때로 설사와 경련성 변비를 반복하고, 때로 점액이 생긴 변을 보기도 하고, 때로 배가 살살 아프고 배변 후에도 뒤가 무 질근 합니다. 소변이 잦은 증상까지 어떻게 드러내놓고 말하기는 곤란한 증상들이 많다고 보면 됩니다.

한의원에 가서 처방을 받고 침, 뜸을 하시면 좋은 방법이 되겠죠. 그런데 대개 어떤 하나의 식품을 이용하는 사람이 많아 조금 분류를 해볼게요. 이러한 경향이라는 것이지 모두 같다는 말이 아닙니다.

양인 체질은 대개 과민성 장도 설사보다는 변비를 주된 증상으로 합니다. 변을 보고 싶어도 잘 안 나올 수 있고, 복통이 있고 가슴과 옆구리가 더부룩할 수 있습니다.

태양인 체질은 메밀이 좋아요. 가루 내어서 미음에 타서 먹거나 메밀로 밥을 짓거나 메밀국수도 좋다고 볼 수 있어요.

소양인 체질은 질경이 전초를 삶아 그 물을 마시거나 질경이의 씨를 끓여 마시면 됩니다. 흔히 '차전자'라고 들어보았을 겁니다.

▷질문

저는 처음 들어봐요. 이런 것을 활용하는 사람도 있나 봐요.

▷양 원장

그래서 적극적인 기질의 양인 체질인 겁니다. 음인은 입에다 넣어 줘도 안 먹는 경우가 대부분입니다.

태음인 체질은 무절제하거나 폭음, 폭식이 많아 과민성과 아주 가깝습니다. 복통은 배꼽 주변과 아랫배에 잘 나타나며 배가 살살 아파져 오면 설사가 나고, 설사하고 나면 통증이 누그러집니다. 특히 과로와 과욕을 피하고 충분한 휴식과 적절한 수면을 하면 호전이 됩니다. 연밥이라고 아시죠. 이 연밥이 특히 태음인 체질에 좋죠. 잘 갈아서 죽을 쑤어 먹으면 좋은 효과를 봅니다.

▷질문

연밥 먹어본 기억이 있어요. 고소하고 맛있잖아요.

▷양 원장

이 연밥도 '연자육'이라 하여 전문 한약재라고 보면 됩니다.

▷질문

그러게요. 장 때문에 고생하는 분들은 자기 체질에 맞게 죽이라든지, 즙을 꾸준히 복용하면 좋을 듯해요. 저같이 하라고 해도 하지 않는 소음인 체질은요?

▷양 원장

손발과 배를 따뜻이 하고, 복벽을 강화하는 운동을 하고, 쑥을 활용하시면 좋습니다. 생강차를 연하게 해서 꾸준히 복용하셔도 좋고요.

이리 말하면 몸이 차다고 하는 하지 말아야 할 양인 체질이 또 활용합니다. 연구대상입니다. 양인 체질은 가만히 있지를 못합니다. 좋아지는 것도 양인 체질이 하고, 나빠지는 것도 솔선해서 양인 체질이 합니다.

수박은 보배다

▷질문

날씨가 매우 더워요. 요즘은 매일 30도 이상이고요. 건강관리를 잘 하셔야겠어요. 기운이 많이 떨어지고 입맛이 떨어지기도 할 건데요.

▷양 원장

더우면 음양의 균형이 깨지기가 쉬워요. 양인은 음기(수분) 보충을 많이 하시고, 음인은 체력이 소모되면 양기가 떨어지니 기운을 돋구어주어야 하고요.

술을 좋아하는 사람은 과음하지 말아야 합니다. 새벽에 길바닥에서 자는 사람이 있잖아요. 몸이 상하게 됩니다. 술 하고 원수진 것도 아닌데 죽어라 날이 새도록 마십니다. 그리고 다음 날 후회하죠. 그러나 저녁이 되면 또 마시고, 술은 기운을 극도로 떨어뜨리는 것입니다.

어린아이나 여자들은 찬 음식을 많이 안 먹었으면 해요.

▷질문

여름에는 찬 것이 문제가 되는군요. 덥다 보니 찬 것을 많이 먹을 수밖에 없잖아요. '이열치열'이라는 말도 있는데, 저는 찬 것을 안 좋아해서 미지근하게 먹는 경우가 많습니다.

▷양 원장

더운 데다가 습도가 높아지니 불쾌지수도 올라가고요. 이럴 때 여름을 대표하는 것이 수박이 있잖아요. 수박이 채소인지 과일인지 헷갈리지만, 그냥 과일이라고 할게요. 수박은 생각만 해도 시원해지는 것 같아요.

수박은 원산지가 아프리카라네요. 더운 지역이 원산지인 먹거리는 대개 성질이 시원하다고 해요. 수박 속은 성글고 물이 많죠. 그래서 특히 양인한테 좋다고 볼 수 있죠.

수박은 체내 독소를 요소로 변화시켜 소변으로 배출시킨대요. 그래서 소변이 시원해야 건강한 태양인, 소양인 체질에 없어서는 안 될 먹거리죠. 반대로 소음인 체질은 많이 먹으면 탈이 날 수 있는데, 소음인은 어떻든 많이 안 먹으니 크게 문제 될 것은 없다고 봐요.

▷질문

암튼 소음인은 많이 안 먹고 조금만 과하면 탈이 난다는 이야기네요?

▷양 원장

그렇죠. 소음인은 밥통이 작아요. 조금만 과하게 먹으면 불편해져요. 그러나 본인을 소음인으로 생각하는 양인들이 정말 많거든요. 그래서 심리적으로 소화 기능이 약한 것으로 아는데, 양인 체질인데도 음인 같이 살아와서 조금만 과식하거나 이상하면 바로 위장에 탈이 납니다.

그래서 정확한 진단과 생각의 전환이 필요한 것 같아요. 양인 체질은 수박을 먹으면 좋은 건데 으레 거부감을 느끼는 분들도 많거든요.

양인 체질은 수박을 과하게 먹어도 아무 탈이 나지 않는 것이니 염려 마시고, 본인을 소화기가 약한 소음인으로 생각 안 했으면 해요.

소화기가 약한 것이 아니고 심장에 화가 많다 보니 스트레스가 조금이라도 있으면 소화 기능에 문제를 일으키는 겁니다. 원인이 완전히 다른 거죠.

▷질문

무슨 말인지 알 것 같아요. 소음인으로 인식하는 소양인 체질은 본래가 소화 기능이 약한 것은 아니고, 스트레스가 문제라는 거고요. 먹거리에 관심이 많은 만큼, 예민해질 수 있다는 이야기네요.

▷양 원장

그렇죠. 수박은 특히 더위를 먹어 식욕이 없고 물만 마시고 싶을 정도로 갈증이 심하며 소변이 농축되어 붉고 뻑뻑하고 잘 나오지 않을 때 좋죠. 성질이 차서 더위를 가시게 하며, 갈증을 없애주고 답답증을 풀어줍니다.

그래서 여름을 대표하는 식품인 것 같아요. 음양의 균형을 맞춰주면서 물을 공급해 주는 거죠. 단 뱃속이 냉한 소음인 체질은 조금만 드시기 바라고요.

심리적으로 체질을 떠나서 무엇이든지 따뜻하게 먹으면 탈은 나지 않을 것 같아요. 꿀차를 따뜻하게 마시면 누가 탈이 나겠어요.

오미자가 최고야

▷질문

여름이니 더위 이야기를 안 할 수 없고요. 어떤 사람이 그러는데, 여름에는 오미자가 그렇게 좋다고 하더라고요.

시원하게 먹으면 어떤 음료보다 효과도 좋고 기력보충에도 좋다고 하던데요. 어떤가요?

▷양 원장

좋아요. 오미자는 이름을 참으로 잘 지은 것 같아요. '오미자'라는 여자 마라톤 선수도 있었고요. 아마 한약재 중 이리 오묘한 약재도 드물 겁니다.

한의학은 음양오행에 기초합니다. 가장 기본이 되는 거죠. 오행은 오 계절, 오미와 관련짓고 또 이것은 오장의 기능에 영향을 미치게 됩니다.

느끼는 맛에 따라서 장부에 영향을 준다는 것인데, 많이 알지만 정리해 볼게요. 누구나 한 잔씩 마셔도 큰 무리는 없고 체질에 크게 영향을 받지 않을 것 같아도 예민한 사람들은 오미자차를 마시고서 속이 좋지 않다고 하는 사람도 있어요. 맛에서 느끼는 것에 따라 반응도 달라질 수 있다는 거죠.

혹시 오미자차 드셔보셨죠? 맛이 어떠세요?

▷질문

저는 새콤한 것 같아요. 마시면 기분도 좋아지고 하던데요. 마시고 불편한 것은 한 번도 없었어요.

▷양 원장

오미자차를 마시고서 그 사람 몸 상태도 간접적으로 체크 할 수 있습니다. 우선 대표적인 맛이 신맛입니다.

수렴 작용이 있어 간이나 담, 눈에 좋다고 해요. 신맛의 성분은, 신진대사를 도와 체력을 증진 시키고, 피로 해소 및 미용에도 좋습니다.

▷질문

신맛을 느끼는 분들은 간이 피로하다는 거네요. 제약회사 광고가 생각나요, "간이 피곤해, 간이 피곤해" 하잖아요.

▷양 원장

그런 광고가 있죠. 피곤하면 먼저 간을 떠올리죠. 스트레스가 많고 몸에 균형이 깨지면 가장 큰 장기인 간이 지치는 거죠.

간은 손상을 한번 입으면 참으로 회복이 쉽지 않습니다. 그래서 오미자차를 마시고 신맛이 강한 사람들은 오미자차를 하루에 3잔 정도씩 마셔보세요.

몸이 비만한 사람 중 술 좋아하는 사람, 육류 좋아하는 사람은 아무래도 지방간이 없는 사람이 없습니다. 거기에다 운동 부족인 경우가 많아 간이 피로해질 수밖에 없는 거죠.

한마디로 잘 먹습니다. 먹는 게 낙인 거죠. 먹어도 안 말리면 숨넘어갈 때까지 먹어요. 태음인이라는 체질입니다.

먹는 것을 좋아하고 움직이는 것을 안 하니, 자연스럽게 비만에 빠지는 경우가 많습니다.

특히 태음인 중에서 몸이 차고 땀이 없는 체질은 정말 심각한 문제가 올 수 있습니다. 선천적으로 운동을 안 하고 움직이는 것 좋아하지 않고, 눕는 것이 천성이지만 국가와 자신을 위해서라도 움직이고 운동해야만 합니다.

하루 생활의 우선을 운동에 두어야 하고, 어떤 운동이라도 본인이 가장 재미있는 것에 빨리 취미를 붙이세요. 어떤 운동할까 고민하다가 10년이 갑니다. 그리고 돈을 지급하고 운동해야 합니다.

천변을 걷는 운동은 일주일이 못 갑니다. 명심, 명심해야 합니다.

▷질문
단맛을 느끼는 사람들은 어느 장기가 문제인 건가요?

▷양 원장

오미자차를 마시고 단맛을 느낀다는 사람도 많더라고요. 대개 보면 몸이 마른 여자들이 단맛을 많이 느끼는 것 같아요.

대개 소음인이 많이 그럴 수 있죠. 위장기능이 약한 것인데 위장기능이 약하면 평소에 어지러움, 두통, 소화불량, 몸이 차다고 호소하는 사람이 많은 데, 무엇인가 힘이 없어 보이고 보호 본능을 유발하는 사람들이 그런다고 보면 됩니다.

공주병이 있는 사람들입니다.

달고 새콤한 맛을 느끼는 사람도 조금씩 마시면 좋은데 잘 마시지 않을 겁니다. 소음인 체질들 몸에 좋다고 해도 안 먹는 경우가 많습니다.

혹시라도 적극적으로 챙겨 먹는 사람들은 소음인으로 보이는 양인 체질일 가능성이 큽니다. 조금만 주의 깊게 관찰하면 내성적인 소양인 모두 진단해 낼 수 있습니다. 소양인의 본성은 적극적이거든요.

또 쓴맛을 느끼는 분들이 있어요.

▷질문

쓴맛을 느낀다고요. 저는 상상할 수가 없는데요.

▷양 원장

부러워요. 저는 가끔 쓴맛을 느낄 때도 있어요. 대개 심장에 스트레스를 많이 느끼는 다혈질인 사람들이 쓴맛을 많이 느낍니다.

대개 화가 많고 긴장을 많이 하고, 스트레스성 위궤양, 심장에 화가 들어차서 금방이라도 머리 뚜껑이 열리려고 하는 사람들이 그리 느낍니다. 이런 사람은 혓바늘이나 몸의 곳곳에 염증 같은 것이 잘나기도 합니다.

노래를 신나게 부르며 오미자차를 마시면 좋습니다. 여기에 약간 달콤한 것을 가미해서 마시면 좋을 듯하네요.

▷질문

아직도 2가지 맛이 남았네요. 또 무엇이 있을까요?

▷양 원장

오미자차를 마시고 어떤 사람은 맵다고도 합니다. 차를 마셨는데 맵다 하면 활용하기가 어렵겠죠.

대개 폐에 열이 많아서 그런다고 하는데, 반대로 이런 사람은 간이 약해서 술을 잘 못 마시고, 몸이 마르고, 다혈질인 경우가 많은데, 오미자가 안 맞는 것이니 오미자차를 안 마시는 것이 좋습니다.

아까 오미자 맛 중에 마지막으로 짠맛이 있어요. 짠맛을 느끼는 사람들은 당연히 안마시겠죠. 그래서 별로 들어 본 때는 없습니다.

신장이나 방광이 약하거나 귀 이상이거나, 뼈가 약하면 짠맛을 느낀다고 하는데, 차를 마시는 데 "소금 탄 것 같이 짜다." 상상이 가세요.

대개 오미자는 시다, 달다, 쓰다가 많은 것 같습니다.

'오미'라는 의미가 오장과 연관이 되어서 각 장부 기능에 영향을 미쳐서 그 장기를 보호한다는 의미네요.

▷양 원장

그렇죠. 아무튼, 진액 소모가 많고, 온몸이 나른하고, 잔기침이 많으며, 입이 자주 마르고, 더운 여름에 잠이 들지 않을 때, 1박 2일로 과음하고 돌아온 남편한테 먹이면 좋습니다. 특히 태음인 체질이 많이 활용해 보시기 바랍니다.

도라지는 마른 사람은 삼가라

▷질문

참 오미자 이야기 도중 질문 하나 할게요. 생각이 나서요. 기관지나 폐 기능이 약하고 감기가 잘 오고 잔기침이 많아 불편한 사람인데, 몸이 많이 말랐어요.

평소 도라지가 좋다고 해서 꾸준히 먹어보는데도 별 효과가 없다고 하시는데 왜 그런 것일까요?

오미자를 반찬으로 활용하기는 어렵지만, 도라지는 반찬으로도 먹잖아요. 그 활용 범위도 넓고요. 그래서 그 가치도 높은 겁니다. 도라지 말린 것을 한방에서는 '길경'이라 하여 다용하는 약재이기도 합니다.

도라지는 섬유질 칼슘과 철분이 많은 알칼리성 식품이죠. 가래를 삭여주고, 기침을 그치게 하고, 콜레스테롤을 낮춰줍니다. 폐, 기관지가 약하고, 비염, 특히 편도나 목이 아플 때 많이 활용하는 것이 도라지입니다. 몸이 비만한 태음인 체질에 특히 좋습니다.

그래서 몸이 마른 분이 기관지나 폐 기운이 안 좋고, 기침, 가래가 많다고 하여 도라지만을 복용하는 것은 폐가 빵빵해서 기침하는 것인데 도라지는 폐를 보해서 더 빵빵하게 하는 것이니 탈이 안 난 게 다행인 겁니다.

단방으로 어떤 것을 활용할 때는 나하고 맞는지 안 맞는지를 알아야 한다는 겁니다. 아마 이 말은 제가 관에 들어가기 전까지 말할 것 같습니다.

결론은 도라지는 폐를 보해주는 것이지, 폐에 열이 많은 분은 좋지 않습니다. 지구력도 몸이 마른 분이 뛰어나지, 비만한 분들은 뛰지를 못하는 겁니다.

▷질문

그러니 너무 마른 사람들은 도라지가 도움이 전혀 될 것 같지가 않네요. 도라지는 폐나 기관지가 약할 때 먹는 것인데 너무 마른 사람은 오히려 폐에 열이 많으니 도움이 안 되고 해가 될 것 같기도 합니다. 처음 들어보지만 공감 가는 말이네요.

▷양 원장

몸이 마른 사람은 장기 복용은 고려해봐야 할 듯하네요. 평소에 밑반찬으로 먹으면 폐의 기력도 회복하고 목 건강에도 좋겠거니 위안 삼아 먹는 정도로만 하는 게 좋을 듯합니다.

또 해열 기능이 있어 열을 내려주기도 합니다. 사포닌 성분이 들어 있어 면역 체계를 강화를 시켜 줍니다.

▷질문

애들이 밑반찬으로 먹으면 좋을 건데 도라지는 잘 안 먹더라고요.

▷양 원장

평소 감기가 잦은 애들은 어릴 때부터 도라지하고 무를 많이 복용시키면 폐 기능 강화에는 최고일 것 같아요. 무도 음식으로도 쓰지만, 그 씨앗은 '나복자'라 하여 약재로 활용하거든요. 얼마나 효과가 좋으면 음식으로 약으로 활용하겠어요. 무가 때에 따라서는 값비싼 산삼보다 나을 수도 있는 겁니다.

정말 한방은 자연인 것 같아요. 산과 들에 있는 것 모두 쓸 수가 있는 거잖아요. 사실 방송하는 사람들은 목 보호를 많이 하는 편이죠. 또 좋은 방법이 무엇이 있을까요?

▷양 원장

목이 약한 사람들은 도라지와 감초를 같이 차로 달여 마셔 보세요. '감길탕'이라 해서 인후, 편도를 보호하는 처방이거든요. 목이 약해지면 말을 많이 하는 사람들은 힘든 거니, '감길탕'을 복용하면 최고의 목 보호제가 될 겁니다.

허브차

▷질문

어떤 분이 사연을 줬네요. 평소 다양한 차를 즐겨 마시는데, 녹차를 좋아한다네요. 그런데 속이 찬 사람은 피하라고 했다면서 알맞은 허브차에 대해서 알고 싶다고 하시네요.

▷양 원장

이분은 녹차가 괜찮을 것 같은데요. 사연까지 주는 것 보니 소양인일 것 같아요. 소음인은 차도 안 챙겨 마셔요. 소음인은 객관적으로 모든 것에 적극성이 떨어지거든요.

허브차는 종류가 많죠. 성질이 시원한 것도 있고, 따뜻한 것도 있고요.

허브는 서양에서 약용이나 향료로 쓰는 식물을 말하고요. 이 식물의 잎이나 꽃잎, 씨, 뿌리, 줄기 등을 건조해서 끓여 만든 것이죠. 좋아하는 허브차 있으세요?

▷질문

그냥 가볍게 커피를 마시고 합니다. 챙겨 마시는 허브차는 없어요. 그런데 라벤더, 로즈마리 이런 것은 들어 봤어요.

▷양 원장

라벤더는 차조기를 정제한 것을 말하는데, 한약재 명으로는 '소엽'이라 합니다. 페퍼민트는 박하이고, 티트리는 녹차로 알려진 차잎이고. 여자분한테 특히 좋다는 일랑일랑은 합환화이고, 진저는 생강이죠. 만다린은 귤피고요. 이외에도 많은 종류가 있어요.

그래서 요즘은 향기 요법이라 해서 향기를 이용해서 치료하는 곳도 많이 있어요. 아마 가장 치료로 많이 쓰이는 것이 라벤더하고 티트리일 것입니다.

특히 마시는 것만이 아니라 피부 가려움증에 직접 발라도 되고, 목욕할 때 써도 좋고요. 남녀노소 누구나 잘 활용하면 좋을 듯해요.

가려움증은 소양증이라고 하는데, 신이 주신 고통 중에서도 가장 힘든 것이 심한 소양증이라고 합니다. 특히 아토피 피부염이 심해서 밤새 긁어야 하는 경우는 잠을 못 자기도 하지만 정신적으로도 고통을 받을 수밖에 없습니다.

이때 라벤더 향 원액을 피부에 발라주면 좋은 효과를 가질 수 있습니다. 여기서 잠깐 생각해 보세요. 어떤 체질이 아토피 피부염이 많고 심할까요?

▷질문

소양인 체질이 많고 심할 것 같습니다. 소양인 체질은 물을 만들어 내는 능력이 떨어진다 했고, 상대적으로 화가 많다고 했으니, 소양인 체질이 답일 것 같은데요.

▷양 원장

정확하십니다. 그 이유까지도요. 향기 요법을 사용하면서 몸속에 수분을 많이 만들어 준다면 극복 못 할 질환은 아닌 것이 아토피 피부염일 것입니다.

먼저 가장 잘 알려진 라벤더는 심신을 안정시켜줍니다. 라벤더 차를 따뜻하게 마시면 은근히 땀이 좀 날수도 있고요. 심신이 피로하거나 감기 기운이 있을 때, 정신적으로 긴장을 많이 해서 불면증이 있을 때도 좋습니다.

또한, 소화 기능이 약하여 체하거나 속이 탈이 났을 때 따뜻하게 마셔도 좋을 듯해요. 소엽이라는 것은 한약재로도 쓰는데 스트레스 많을 때 무엇인가 순환이 안 될 때 처방하기도 해요. 한마디로 무엇인가 소통이 안 되면 기가 막히잖아요. 소통의 역할을 해준다고 보면 될 것 같습니다.

▷질문

라벤더는 무엇인가 답답하고 울체가 될 때, 쓰면 좋다는 것인 듯합니다.

▷양 원장

특히 소음인 체질이 활용하면 더욱 좋을 건데, 누구나 써도 무난한 허브입니다. 그와는 달리 화가 많이 나고 머리가 맑지 않을 때는 페퍼민트가 좋을 듯해요. 박하사탕 드셔보셨죠? 먹으면 '쏴' 하니 시원하잖아요.

박하는 가벼운 두통이나 소화불량에 쓰면 좋을 겁니다. 특히 스트레스가 많아서 속이 답답할 때 작은 생수 한병에 페퍼민트 향 원액 1방울 정도 떨어뜨려서 마셔도 좋습니다.

▷질문

허브차도 종류가 많다고 들었지만, 이 두 가지만 활용해도 도움이 될 듯합니다.

▷양 원장

음인 체질이 답답할 때는 라벤더를 활용해 보시고, 양인 체질이 스트레스 많고 답답할 때는 페퍼민트를 활용해 보기 바라요. 이 외에도 다른 허브는 다음에 설명할게요. 요즘은 좋은 향, 좋은 음악, 좋은 그림 같은 것으로도 치료를 많이 한다고 하잖아요.

그리고 갈증이 많은 사람은 시원한 수박 한 통 드시고요. 무더운 여름철에 음주는 적당히 하고요, 절대 1박 2일로는 술 마시지 마세요.

7장.

인삼, 아무나 먹지 마라

인삼, 아무나 먹지 마라

▷질문

날씨가 정말 더워요. 비가 많이 내려줘야 하는데 걱정입니다. 전에는 여름에 비가 제법 내렸는데 요즘은 거의 안 오는 것 같아요.

▷양 원장

아열대 날씨를 닮아가려는지, 6월치고는 매우 더운 날씨입니다. 비가 주룩주룩 내려줘야 하는데 벌써 푹푹 찌네요. 습도도 높은 것 같고요. 비가 와도 찔끔 오고 마는 것 같아요.

이런 날씨에는 불쾌지수가 높아지니 호소하는 질환도 많아집니다. 입맛이 떨어지고, 배탈, 설사, 무기력증, 어떤 분은 눕기만 하려고 하는데 잠은 오지 않고, 더위를 많이 타는 분들은 선풍기를 틀고 잠을 자면 아침에 뻐근하고 일어나기가 어렵다고 호소하기도 합니다.

무더위에 두통이나 어지러움을 호소하는 분도 많고요. 또 피부질환이 있는 분들은 발진이 더 심해지기도 하니, 모든 사람이 원기가 떨어지지 않도록 체력 관리를 잘 해야 할 듯싶습니다.

▷질문

인삼이 대표적인 약재잖아요. 어떤 분이 인삼 끓인 물을 6살 먹은 아이에게 먹여도 되는지 물어보시더라고요.

여름만 되면 감기에 걸리고 배가 자주 아프다고 그러나 봐요. 제가 그다지 건강에 관한 관심이 많지가 않아서 물어봐 준다고 했거든요.

▷양 원장

인삼은 처음 체질 이야기할 때 잠깐 말한 적 있는데요. 다시 자세히 말해 보겠습니다. 인삼은 온열 약이고, 물을 말려주는 약입니다. 기를 보하는 대표하는 보약이고요. 따라서 열이 심할 때나 미열이 오르면서 마른기침이 있을 때는 삼가는 게 좋습니다.

어린아이는 어른보다 양기가 많아 적당량은 좋은데 많은 양을 오래 먹이는 것은 좋지 않을 듯해요. 그러나 체질적으로 소음인은 양기가 약해서 그런 것이니 자주 먹여도 도움이 되지, 해가 되지는 않습니다. 그런데 아이가 먹으려 할지 모르겠어요.

소음인에 비해 소양인 체질의 아이는 당연히 먹이는 것은 좋지 않겠죠. 그래서 어릴 때부터 체질을 알면 좋다는 겁니다. 머리가 아픈 학생한테 면역력이 높아진다고 해서 인삼, 홍삼을 진단도 없이 먹인다는 것은 참으로 슬픈 일입니다.

▷질문

그렇군요. 소음인에게 좋은 약재이군요? 그런 것도 모르고 저는 누가 줘도 먹지를 않으니, 참 저도 제 몸에 무신경 해왔네요.

▷양 원장

소음인 체질은 대부분이 그래요. 적극성이 없는 천성인 겁니다. 그래서 잘못 먹어서 몸을 해치는 일은 드문 것 같습니다.

소음인 체질은 우리가 들어서 좋다고 하는 약재는 모두 해당이 돼요. 인삼, 홍삼, 황기, 당귀, 생강, 대추, 감초, 강황, 울금, 벌꿀 등 많이 들어본 약재들은 소음인 약재가 많은데, 대개는 적극성이 없고, 건강 챙기는 것도 다른 체질에 비교해 소극적이다 보니, 잘 안 먹는 경우가 많은 거죠.

『동의보감』에 인삼은 신경을 안정시키고, 원기를 보하며, 진액을 늘려주어 갈증을 푼다고 기록이 되어 있어요.

소음인은 원기가 약해 에너지가 다소 부족하거나, 항상 추위를 많이 타고 피로와 무기력이 심하며 저항력이 약하고 질병에 노출되기가 쉽죠. 원기가 약해 이런 더위에 땀이 흐르고, 어지러우며, 손발이 차고, 가슴이 두근거리는 경우가 많을 때 인삼이 좋습니다.

인삼은 내성적인 체질에는 잘 맞고 외향적인 체질에는 잘 맞지 않죠. 속이 찬 체질에는 잘 맞고 더운 체질은 삼가는 게 좋겠죠.

이렇게 설명하면 그런 증상이 있는 소양인 체질이 먹으려 하거든요. 소음인은 명약이고 소양인 체질은 좋지 않다는 것 몇 번을 강조합니다.

▷질문

본인 체질에 인삼이 안 맞으면 어떤 증상이 나타나나요?

▷양 원장

인삼을 조금만 먹어도 머리가 많이 아파진다는 분이 있고요. 눈에 충혈이 오고, 얼굴이나 몸에 반점이 돋을 수도 있고, 얼굴이 벌겋게 상열이 될 수도 있고요. 입이 바짝 마르면서 심장이 두근거리고 숨이 찰 수도 있죠. 진땀이 나기도 하고 기운이 오히려 저하될 수도 있답니다.

그런데 재미있는 것은 본인을 소음인으로 아는 양인 체질이 많거든요. 이런 사람은 인삼 이런 것 아주 좋아해요. 먹으면 기운도 나고 한대요. 그런데 소양인으로 알고부터는 인삼을 먹으면 안 좋대요.

이런 정도로 우리 마음은 간사한 것입니다.

건강에 관심이 많다. 이러면 눈 딱 감고 양인 체질로 진단해도 80%는 맞을 거예요. 제가 15년 이상 관찰한 결론입니다.

▶질문

그렇군요. 제가 잘 아는 분은 인삼차 한 잔을 마셨는데 머리가 지끈지끈 하다고 그러더라고요. 그런데 왜 마시는지 모르겠어요.

▶양 원장

그분은 양인 체질입니다. 머리가 지끈한대도 먹잖아요. 안 먹으면 손해 보는 느낌이 들 수도 있죠. 그 정도로 건강에 관심도 많지만, 인삼, 홍삼, 이런 것을 좋아하는 거죠.

불편한데도 먹는다. 재미있는 이야기입니다. 인삼은 원기를 보해주는 최고의 보약이지만 단방으로 쓸 때는 신중하게 잘 진찰해서 복용했으면 해요. 허공에 외쳐대는 말이지만요.

▷질문

요즘에는 홍삼을 많이 활용하던데요? 홍삼 광고가 정말 많은 것 같아요? 저도 가끔은 이 나라는 홍삼의 나라인 것 같은 생각이 들 때도 있어요.

▷양 원장

홍삼은 한국인에게는 만병통치약이죠. 인삼, 홍삼을 제대로 알고 복용하자고 하면 역적이 되기도 하죠.

백삼은 혈압에 안 좋아도 홍삼은 괜찮다고 하기도 하고, 체질과 관계없다고 하기도 하죠. 물론 홍삼에는 항산화 물질이 있어서 혈압이든 어떤 질환에 조금 사용해도 되지만 한가지만으로 남용은 삼가야 할 것 같아요.

고구마도 생으로 먹든, 쪄서 먹든 고구마고, 마늘도 생으로 먹든 구워서 먹든 마늘이고, 인삼은 쪄도 어차피 인삼이잖아요.

그래서 그 사람 몸 상태에 따라 적절하게 처방을 해서 복용해야 한다는 것인데, 이리 주장을 하면 항의 전화가 오기도 해요.

▷질문

그렇군요. 체질을 잘 몰라도 본인이 생각할 때 항상 기가 약하고 차다고 생각하는 사람들은 인삼을 활용하고, 본인이 원기가 왕성하고 상체로 열이 자주 오르는 경우는 주의하고, 남용하지 말라는 거네요.

▷양 원장

그렇죠. 아무리 좋은 것도 남용은 금물이죠. 또 몸이 차다고 무조건 인삼을 활용하면 안 됩니다. 양인 체질은 화 기운이 상체로만 몰려서 배와 사지가 찬 것이니, 몸이 차더라도 그 근본 원인이 다른 겁니다. 음인 체질에 잘 맞고요. 특히 소음인 체질에게는 최고입니다.

▷질문

그럼 인삼하고 배합하기 좋은 게 무엇이 있나요?

▷양 원장

인삼과 대추를 배합하면 좋을 듯해요. 몸도 따뜻이 해주고 신경안정, 보혈, 피부미용에 좋죠. 또 인삼과 황기를 1:2로 양을 조절해서 물 500cc에 끓여 마시면 기운이 없고, 나른하며 헛땀이 많을 때 좋습니다. 또 인삼과 생강 그리고 꿀을 배합하면 소화기가 약해 입맛이 없고, 메슥거리고, 머리가 아프고, 어지러우며, 손발이 찰 때도 좋습니다. 이 경우는 위장이 약해져서 담이 많아졌다고 하거든요. 이때 활용하면 좋습니다.

▷질문

이런 이야기도 들은 것 같은데요. 인삼을 먹으면 산모의 모유가 줄어든다고 하던데요. 맞는 말인가요?

본인 체질에 안 맞으면 그럴 수도 있죠. 실제로 부모님들이 자녀 분이 출산하면 정확한 진찰도 없이 약을 달여서 주는 경우가 많더 라고요.

가물치를 달였네, 붕어를 넣었네, 잉어를 넣었네. 하지만 요즘은 동물 보호 차원에서 동물성은 될 수 있으면 삼가는 것이 좋을 것 같 고요, 순수 식물성만으로도 그분 몸에 맞게 적절히 처방할 수가 있 어요.

어떤 사람은 부모님이 달여 주신 것을 먹고서 평소에 없던 두통이 생기고, 잠이 오지 않고, 모유가 줄고, 갑자기 변비가 심해져서 고생하 기도 하고, 더 심하게 부종이 오는 등 그 부작용도 많은 것 같아요. 꼭 한의사와 상의해서 처방을 받아 복용하시기를 권해드립니다.

▷질문

부모님이 해주셔서 안 먹을 수도 없고 말이죠. 저도 친정엄마가 전 에 해줬는데 남편이 먹었어요. (웃음) 남편은 소양인인 듯해요. 좋다고 먹던 대요. (웃음)

▷양 원장

그냥 돈으로 달라고 하세요. 특히 산후에는 모유 수유를 하면 아 이한테도 영향이 갈 수가 있잖아요. 그래서 전문 한의사의 정확한 진 맥을 받고 처방을 잘해서 드셨으면 해요.

인삼을 먹으면 산모의 모유가 줄어들 수도 있냐는 질문의 결론은 그 산모가 양인 체질이면 그럴수도 있을 것 같다는 겁니다.

▷질문

고려인삼이 한국인삼을 뜻하는 말인 거죠?

▷양 원장

그렇죠. 인삼은 극동지방에서 주로 자생한다고 해요. 인삼은 재배지에 대한 선택성이 강하다고 해요. 기후 토양이 중요하다는 것이겠죠. 특히 습기가 많은 숲속에서 잘 성장한다고 해요. 그래서 한국이 인삼 생육의 최적지이고요. 그래서 고려인삼이라 명명하고 높은 평가를 받는 거죠.

▷질문

백삼과 홍삼은 어떻게 다른 건지요?

▷양 원장

인삼은 'Panax ginseng'이라 하는데 뿌리가 사람 몸처럼 생긴 다년생 식물이죠. 재배 뿌리를 사용하는데 대개 4~6년근 뿌리를 사용하죠. 대개 평균 5년 이상 된 것을 사용하므로 가격이 비싸다고 볼 수 있고요.

백삼은 뿌리만 건조시킨 것이고, 홍삼은 뿌리를 찌고 말린 것입니다.

사람 몸같이 생긴 것 같기도 하네요. 그래서 사람 인(人) 자가 붙었나 봐요?

▷양 원장

그래서 만병통치라 했는지 인삼의 연구는 지금도 많이 되는 것 같아요. 인삼을 연구할 때 인삼이 맞는 사람을 찾아주는 연구도 실행이 되었으면 합니다. 인삼, 홍삼 단방으로 먹고 부작용도 많이 호소하는데, 자화자찬에 모두 묻혀버리는 것이 안타깝습니다.

열성 체질과 아토피성 체질은 삼가고, 몸이 뜨겁고 찬물을 좋아하고, 소변량이 적으며 대변이 굳을 때, 열감기나 체기로 헛배가 부를 때도 좋지 않다고 해요.

극도로 음허하여 얼굴이 붉고, 마른기침이 있을 때도 조심하고, 인삼을 먹고 입이 많이 마르거나, 눈에 충혈이 오고, 피부발진이나 심장이 심하게 두근거릴 때도 피하는 게 좋습니다.

▷질문

그렇군요. 꼭 인식해야 할 내용인 것 같습니다. 그리고 '생맥산'이라는 처방이 있다고 들었는데요?

▷양 원장

생맥산이라는 처방이 있어요. 기운 떨어질 때 맥이 살아나게 한다는 처방이죠. 이 처방에는 기운을 돋궈주기 위하여 인삼이 주가 되고요.

여기에 오미자, 맥문동이라는 약재가 추가됩니다. 여름철에 이 처방을 시원한 음료로 활용한다면 최고의 음료가 될 겁니다.

구기자는 신장에 좋다

▷질문

여름을 이겨내려고 약재를 이용해서 음료로 마시는 사람들 많더라고요.

▷양 원장

오미자차를 활용을 많이 해보세요. 또 생맥산 잊지 마세요. 인삼, 오미자, 맥문동을 배합해서 차로 끓여 냉장 보관해서 시원하게 마시면 최고의 청량음료가 되는 겁니다. 학생들은 음료수를 너무 많이 마시더라고요. 더 갈증이 올 텐데 말입니다.

생맥산으로 부모님들이 바꾸어 주기 바랍니다. 인삼이 비싸면 도라지 말린 것으로 대신하면 됩니다.

▷질문

어떤 사람이 구기자라는 약재에 대해서 질문을 주셨는데요. 어디에 효과가 있는 약재인가요?

▷양 원장

구기자를 장복하면 흰머리가 검은 머리가 된다고 하네요. 그 정도로 신장과 간 기운을 보해준다는 것이죠. 이런 이야기가 있어요. 어느 날 어떤 어르신이 길을 지나가는데 젊은 사람이 백발의 노인을 혼내고 있더래요. 그래서 이 어르신이 너무 놀라서 그 젊은 사람에게 왜 노인분을 나무라느냐고 뭐라고 하니까. 그 청년이 하는 말이 "이 백발 노인이 내 아들이요." 하더래요. 잘못해서 혼내고 있는 거라고요,

그래서 어떤 연유인지 물어보니, 이 청년같이 보이는 사람이 구기자를 오랫동안 장복을 해서 늙지를 않았다는 이야기가 있을 정도로 노화를 방지해주는 약재라고 합니다.

▷질문

말도 안 되는 이야기인데 의미가 있어 보입니다. 그 정도로 노화를 방지하는 명약이라는 것이죠?

▷양 원장

옛날 일화는 무엇이든지 많은 과장이 들어가잖아요. 그 정도로 신

구기자의 효능

1. 노화 방지와 항산화 작용이 있어 장수 식품입니다.
2. 간 기능 개선 및 혈압을 내려주는 작용이 있습니다.
3. 시력 보호 및 머리를 검게 해줍니다.
4. 피부 미용과 피로 해소에 좋으며 심장병에도 좋습니다.
5. 콜레스테롤을 낮춰주고 위장과 신장을 보호해줍니다.
6. 특히 어린이의 시력 보호, 여성은 피부 미용,
   남성은 간을 보호, 노인은 노화 방지에
   꾸준히 드시면 좋은 효과를 볼 수 있습니다.
7. 충남 청양과 전남 진도산이 상품이며, 재배의 어려움으로 구기자
   가격은 다른 약재에 비해서 고가라 보면 됩니다.

장과 간을 보해주는 성질이 좋다는 이야기죠. 실제로 신장과 간을 보해주는 처방에 쓰는 약재입니다.

구기자는 성질이 약간 달고, 무독합니다. 음액과 골수를 충족시키며 근육과 뼈를 강하게 해주고 눈을 밝게 해주고, 간 기능 보호 작용이 있으며 혈당도 낮춰준다고 해요.

그래서 신장이 약해 음액이 부족한 당뇨의 위험이 큰 소양인 체질에 잘 맞는다고 볼 수 있죠.

몸이 약한 소양인으로 신허라는 병증이 있게 되면 허리, 다리에 힘이 없고 약하며, 정액이 힘없이 저절로 흘러내리고, 마른기침이 오래가며, 시력이 날마다 감퇴할 때 좋다고 해요.

특히 몸이 마르고 성격이 예민한 소양인 체질에 잘 맞는다고 볼 수

있습니다.

▷질문

음액을 보충해도 비만자보다는 마른 자가 더 좋다는 거네요. 구기
자는 많이 들어 봤어요. 이름만 들어도 건강해지는 느낌이에요. 끝
에 '자'가 들어가는 약재는 강정 작용이 있다고도 들어본 것 같아요.

▷양 원장

신장의 기운이 약하여 노안이 있을 때 구기자를 달인 물을 꾸준히
복용하는 것도 좋습니다. 양인 체질들은 인삼, 홍삼에 관심을 가지
기 보다는 구기자에 관심을 가져보기 바랍니다.

토마토는 장수 식품이다

▷질문

많이 먹어도 좋을 만한 것은 채소 과일이 최고인 것 같아요. 속도
편하고 살도 안찌고 여러 가지 대사 작용에도 좋다고 하잖아요. 열량
이 낮아서 부담도 없고요.

▷양 원장

그런 채소 중에서도 토마토가 참 좋을 듯해요. '번가'라 불리는 채소인데, 오래전부터 서구에서는 먹으면 먹을수록 건강해지고 의사가 필요 없는 것이라고 해요.

▷질문

의사가 필요 없는 채소라고요. 말로만 들어도 건강해지겠어요. 붉은 토마토가 정열적으로 보이기도 하고요. 특히 성인병이 있는 분들은 많이 드시는 것을 봤어요.

▷양 원장

토마토는 누구나 드셔도 탈이 없는 식품이지만 남미나 더운 지역이 원산지라고 하네요. 그래서 속이 텅 비고 수분이 차 있는 식품이기 때문에 그 성질이 좀 찬 편이라고 해요.

그래서 냉성 체질보다는 열성 체질에 더욱더 좋습니다. 하지만 열량이 낮으므로 살찌기 쉬운 분들한테는 둘도 없는 식품이기도 하죠.

▷질문

토마토를 말할 때 열성 체질로 다소 비만한 사람이 좋다고 하셨는데요.

▷양 원장

토마토는 해가 없겠죠. 그래도 문헌에 보면 비만한 분이 더 좋다고 해요.

더위를 잘 타고 갈증을 호소할 때 좋은 거죠. 더위를 가시게 하는 토마토는 여름철 식욕이 떨어진 것을 없애주고 갈증을 해소해주죠.

지방 대사를 촉진시켜 줄 수 있으므로 피부미용만이 아니라 다이어트에도 그 효과가 뛰어나다고 볼 수 있습니다.

▷질문

대개 비만한 사람이 더위도 더 타기 때문에 토마토만 한 다이어트 식품도 없을 것 같아요. 식이섬유가 많고 대부분이 수분 성분이기 때문에 먹고 살찔 염려는 없을 것 같네요. 또 대개 붉은 색깔이 심장에도 좋다고 들었어요.

▷양 원장

맞아요. 붉은색을 띠는 것들은 특히 심장 쪽 혈액순환에 탁월한 효과가 있다고 해요. 심장이 건강해야 피를 잘 돌려주는 힘을 키워주기 때문에 심장이 약한 분들은 토마토를 많이 드시면 좋을 거예요.

주의할 점은 속이 냉한 체질은 생토마토를 과하게 먹거나 덜 익은 것을 먹으면 배탈을 일으킬 수 있으므로 이것만 조심하시고요.

토마토를 먹고 탈이 난다면 정말 약한 위장을 가지고 있는 거라고 보면 됩니다.

▷질문

대개 살이 찌면 땀도 많아지고 열도 많아지잖아요?

▷양 원장

그렇죠. 살이 찌면 계속 발산을 해줘야 하니 열이 많아지고 땀이 많아지죠. 땀을 흘려줄수록 피곤하거나 기력이 떨어지기보다는 더욱 몸이 가벼워지기도 하고요.

그래서 어떤 분들은 억지로 매운 것을 먹고 땀을 흠뻑 흘리면서 더욱 시원하다는 느낌을 받는 사람도 있나 봐요.

청양고추 같은 것을 먹고 시원하다고 하는 사람들도 있고요. 혹시 청양고추 먹을 줄 아세요?

▷질문

저는 잘 먹지 않습니다. 매워서 먹기가 어렵기도 하고요.

▷양 원장

저도 청양고추는 못 먹어요. 그 매운 기운이 머리카락을 쭈뼛 세우던데요.

청양고추를 조금 양념으로 먹는 것도 아니고, 몇 개씩 된장에 찍어 먹는 사람들 보면 희한해요.

입맛이 떨어진 음인 체질은 몸에 자극도 주고 식욕을 돋워주는 의미에서 다소 톡 쏘는 음식이 여름철에 괜찮을 듯해요.

강황, 무조건 좋은 것은 아니다

▷질문

식욕을 돋워주고 톡 쏘는 음식이 무엇이 있을까요?

▷양 원장

대개 생강과에 속하는 것들이 톡 쏘는 성질이 있습니다. '강황'이라는 것 들어보셨죠. 카레의 재료로 쓰이잖아요. 강황도 생강과거든요. 입맛이 없을 때 카레 같은 음식도 괜찮을 듯해요.

저는 입맛이 없어 본 적이 없어서요. 낮에는 절제하다가도 밤에는 안되더라고요. 물만 먹어도 살이 잘 붙는 체질에는 먹는 것을 절제하기란 참으로 어렵습니다. 소원이 입맛이 없어 봤으면 해요.

▷질문

(웃음)강황, 들어 봤어요. 노란색의 색깔만 봐도 먹음직스러워 보여요. 맛도 좋고요. 이름만 들어도 먹으면 어딘가 건강해진다는 느낌이 들게 하는 식품입니다.

▷양 원장

카레에 있는 강황 성분이 우리 몸에 좋다는 것이 알려지면서 관심도 많아진 것 같아요. 특히 강황은 뭉쳐 있는 것을 풀어준다고 해요. 어혈을 푼다고 하죠.

대개 무엇인가 뭉치게 되면 통증이 오잖아요. 복통이 있거나 갑자기 가슴에 통증에 있거나 여자분들은 대개 어혈이 뭉쳐서 월경통이나 자궁 쪽에 문제도 오기도 하고요. 모든 질병은 순환이 안 되어서 뭉쳐서 온 겁니다. 이때 톡 쏘아서 흔들어 준다는 이론이라고 해도 될 듯 합니다.

▷질문

생강 강(薑) 자에 누를 황(黃) 자를 쓴다고 들었어요. 생강하고 비슷한데 색깔이 노란색을 띠니 관심을 많이 가질 것 같아요.

▷양 원장

저는 사실 카레를 잘 안 먹었어요. 전에 재수하면서 하숙할 때 주 1회 카레밥을 해줬는데 너무 맛이 없던 기억이 있어서 쳐다보지도 않았는데, 요즘은 가끔 먹으면 맛이 좋더라고요.

▷질문

맞아요. 카레는 여자들이 훨씬 좋아하는 것 같아요. 그럼 가장 맛있게 먹었던 기억은 무엇이에요?

▷양 원장

제 기억에는 이등병 때 화장실에서 초코파이를 몰래 먹던 기억이에요. 군대 다녀온 사람이면 그 추억 몇 개는 다들 있을 겁니다. 논산훈련소에서는 고추장을 먹고 싶었던 적도 있고요. 귀하게 보이면 맛있는 겁니다.

전에 방송을 들으니 신병들한테 운동화가 부족해서 지급이 안 되어서 전투화를 종일 신고 다닌다는데 사병들한테 물품이 충분히 지급되었으면 해요.

전투화만 계속 신으면 아무리 건강한 발도 문제가 오거든요. 제 바람은 우선 좋은 것은 군대에 있는 사병들한테 아낌없이 쓰였으면 해요. 사병들한테 지원이 되는 것은 반드시 사병들에게, 이것이 개혁이죠. 사기진작에도 도움이 되고요.

▷질문

지금 이 무더위에도 조국의 안전을 위해 헌신하는 국군 장병들께 건강을 기원해 봅니다. 어떻게 강황 이야기를 하다가 군대 이야기까지 갔죠?(웃음)

카레의 주재료가 되는 음식 말고요. 강황을 평소에 활용하는 방법은 무엇이 있을까요?

▷양 원장

여름에는 배가 차다고 했으니 뭉치기 쉬운 복통에 강황이 좋아요. 배탈 설사가 많고 항상 속이 불안해서 피부 문제도 많은 여성에게 쉽게 복용할 수 있을 것 같아 권해드리고 싶네요.

또, 강황 가루로 복용하는 방법도 있죠. 일주일 정도 건조하고, 분쇄기에 갈아 가루로 만들어 우유나 두유에 타서 먹으면 좋습니다. 속이 든든해집니다.

단 소음인 체질이 활용하시기 바랍니다.

오디&산수유는 정기를 보한다

▷질문

요즘 뽕나무 열매가 인기가 많은 것 같아요. 오디즙을 먹는 사람도 있고 뽕주를 식사할 때 한 잔씩 마시는 사람도 있더라고요.

▷양 원장

오디는 뽕나무 열매를 말하죠. 7~8월에 익으면 검은 자줏빛이 되면서 맛이 아주 달죠. '상실, 상심'이라고도 해요. 문헌에 보면 갈증을 없애고, 모발을 검게 하여 오래 먹으면 배고픈 줄 모른다고 합니다.

흰머리, 난청, 현훈, 이명에 도움이 되며, 갈증을 풀어주며, 신경을 안정시켜주고, 정력을 증강시켜 주기도 합니다.

여성보다는 남성들이 좋아할 것 같고, 실제로 남성들이 많이 선호하는 것 같아요.

▷양 원장

실제로 뽕주는 가격이 다른 주류에 비교해서 비싸기도 하고, 심리적으로도 기분이 업이 되잖아요.

스테미너만이 아니고, 진액을 생성해주고 혈액을 충만하게 해줍니다. 진액, 혈액을 보충해주니 눈의 피로도 개선시켜 주기도 하고, 정신을 안정시키고 맑게 해주기도 합니다.

기억력을 높여주고, 소변을 잘 나가게 하여 부기를 가라앉혀 주는 작용을 합니다.

오디를 즙을 내서 먹게 되면, 만성기침, 천식에 도움을 받을 수 있고요. 기타 각종 호흡기 질환에 좋습니다.

또 오디 말린 것을 가루 내어 꿀로 반죽해서 환으로 만들어 먹으면 만성 호흡기 질환을 개선시켜 주고, 노화를 예방하는 역할도 하니 활용해 보시기 바랍니다.

▷질문

TV 광고에서 어떤 남성이 나와서 "남자한테 딱 좋은데 뭐라고 할

246

말이 없네." 이런 것 본 적이 있어요. 한동안 산수유가 인기가 좋았던 것 같은데, 산수유는 어떤 약재인지 설명 부탁드립니다.

▷양 원장

광고는 광고일 뿐입니다. 자기 제품 파는 데 나쁘다고 하겠습니까? 간신 허약이라는 말이 있어요. 간장과 신장의 기능이 떨어졌다는 말인데 정력이 많이 허해졌다는 말이죠.

이 말은 혈액검사나 소변검사를 해서 간장과 신장에 이상이 있다는 말은 아니고요. 기질적 이유보다는 기능적으로 허약해졌다는 말입니다. 한방적으로 많이 쓰는 용어입니다.

누구나 나이가 들어감에 따라 몸은 약해지는 겁니다. 특히 간장과 신장이 약해집니다. 그래서 근육이나 뼈가 약해지는 거고요, 남성은 전립선 질환이 오고, 여성은 요실금이 오게 됩니다.

간신 허약이 오면 우선 허리가 무질근하게 아픈 증상이 있어요. 또 귀 울림, 눈이 침침해지고, 머리가 맑지 못하며, 입이 마르고, 때로 뺨이 붉게 상열이 되면서 미열을 느끼기도 합니다.

소변을 자주 보게 되고, 정력이 현저히 약해지며 허리와 다리가 시큰거리고 무력하게 됩니다.

이때 산수유가 효과가 좋습니다. 단 소양인 체질의 약재입니다. 태음인이나 소음인은 활용할 필요가 없는 것이죠.

특히 이명 증상이 오게 되면 예민해지게 되고, 귀에서만 원인을 찾으려고 하는데, 귀에는 이상이 없고 증상만 있는 경우는 간신 허약으로 보고 산수유를 활용하면 좋습니다.

귀에서 매미 소리나, 금속성의 소리가 계속 들리거나, 맥박 소리 같은 것이 들릴 수도 있고, 이때 어지럼증, 메스꺼움이 동반 되는 때도 있습니다.

산수유 열매 말린 것을 보리차 끓이듯이 하여 수시로 마셔 보세요. 소양인은 인삼, 홍삼은 미련을 버리시고, 산수유를 활용하면 돈도 잘 쓰고 좋은 효과도 볼 수 있습니다. 잊지 마세요.

당귀는 여자에게 좋다는데

▷질문

날씨가 다소 선선해졌어요. 아침저녁에 바람도 다소 부는 것 같아요.

그 무더위가 다소 물러난 듯하기도 합니다.

▷양 원장

그러게요. 말복이 지나고 다소 시원해진 것 같아요. 그래도 추석 전까지는 더위가 있을 겁니다. 제 기억에 1995년 추석이 10월 초였을 겁니다. 제가 이때 28살에 일등병이었거든요. 추석까지 덥다가 추석이 지나니 선선해지더라고요. 군대는 군복만 입고 있어도 여름에는 더 덥고, 겨울에는 더 추운 겁니다.

요즘 군대가 아무리 좋아졌다고 해도, 군대는 군대입니다. 국군장병 여러분에게 격려를 보냅니다.

▷질문

군대에 추억이 많으신가 봐요.(웃음)

잠을 잘 때 선풍기를 켜 놓고 자거나, 찬 것 많이 마시고 해서 오히려 감기에 걸리는 분들이 있는 것 같아요.

병원 가기도 그렇고 할 때 다스릴 방법이 있다면 무엇이 있을까요?

▷양 원장

대개 비염으로인한 감기나, 목이 부어서 오는 감기가 많죠. 두 가지 유형이 있는데, 하나는 땀이 없고, 열이 심한 경우와 또 하나는 땀이 많이 나면서 열은 없는 때도 있습니다.

원인별로는 열이 적고 코가 막히거나 콧물이 흐르고 재채기가 있으며 몸이 쑤시고 묽은 가래가 나오며, 다른 하나는 열이 많고 심해서 갈증이 많고, 목구멍이 아프며, 누렇고 끈끈한 가래가 나오는 경우죠.

-열이 적고, 코가 막히고, 콧물이 흐르며, 재채기, 묽은 가래

-열이 심하고, 갈증, 인후통, 헐고 끈끈한 가래

▷질문

들어보니 좀 다르네요. 전자는 그냥 병원에 안 가고 버틸 것 같고, 후자는 병원에 안 갈 수 없겠는데요. 열이 많이 나면 우선 견딜 수가 없잖아요.

▷양 원장

맞아요. 우선 체온이 높아지는 발열이 있게 되면 천하장사라도 버티기가 어렵습니다.

한방에서는 허열로 인한 감기가 있고 실열로 인한 감기가 있는 거죠. 허열로 인한 감기는 다소 가벼워도 보충을 하지 않으면 오래갈 것이고, 실열로 인한 경우는 제때 치료만 잘하면 빠른 회복을 보일 수 있을 거예요.

그래서 태양인한테는 오가피 달인 물이 좋고, 태음인은 칡을 활용하시면 좋을 것이고, 소양인은 신선한 채소를 먹거나 채소 생즙도 좋습니다. 소음인은 차조기잎이나 당귀 귤피차가 좋을 겁니다.

▷질문

당귀 귤피차가 제일 맛이 좋을 것 같고, 있어 보여요. 당귀가 들어가면 모두 나을 것 같아요. 귀한 약재일 것 같기도 하고, 많이 들어도 보았습니다.

▷양 원장

그런가요. 요즘은 당귀잎을 쌈으로 먹는 사람도 많더라고요. 향도 좋고 미각을 즐겁게 해준다고 볼 수 있죠. 아마 당귀가 10대 한약재 중에 하나일 겁니다. 활용도가 높은 약재입니다. 그만큼 효과가 우수하다는 것이죠. 십전대보탕에도 들어가니까. 당귀 이야기를 좀 해보겠습니다.

▷질문

듣기로 여성을 대표하는 약재라 들었어요. 특히 출산 시 출산을 도와주기도 한다고 들은 것 같아요.

▷양 원장

많이 아시네요. 당귀는 특히 혈을 보해준다고 해요. 그래서 부인과 질환에 많이 쓰이는데, 특히 월경 관계나 각종 피가 부족해서 생기는 질환에 씁니다.

모든 질환이 혈과 관계되지 않은 질환들이 없으므로 당귀는 모든 처방에 거의 들어간다고 볼 수 있죠.

대표적인 처방이 사물탕인데 숙지황, 당귀, 천궁, 백작약이라는 4가지 약으로 구성되어 있어요. 보혈하는 처방의 가장 기본인 거죠.

여기에 사군자탕이라 하여 인삼, 백출, 백복령, 감초로 보기를 해주는 처방이죠. 이 사물탕과 사군자탕을 합쳐서 팔물탕이라 합니다.

그래서 보 기혈 시켜 준다고 하죠. 여기에 황기, 육계를 넣은 것이

십전대보탕인 겁니다. 그래서 기와 혈을 보해준다는 말을 많이 쓰는 겁니다.

▷질문

그렇군요. 꼭 한방 학습 시간 같네요. 그냥 십전대보탕보다는 처방의 구성을 안다는 것은 좋은 거죠. 기를 보해준다, 혈을 보해준다. 각자의 약재가 성질이 다르니 잘 알고 활용하는 것이 좋지만, 전문 처방은 반드시 전문가와 상의가 필요할 거로 생각해요.

▷양 원장

그렇습니다. 기혈이 충만한 사람은 삼가야 하는 거죠. 당귀를 끓여 마시는 것만이 아니라 채소 샐러드에 당귀잎을 함께 넣어 새콤달콤하게 겉절이를 해 먹으면 향기도 독특하고 입맛도 돋웁니다.

또 당귀를 약한 불에 오랫동안 달여서 마시면 월경통이나 생리불순에 좋고 출산 후나 갱년기 여성에도 좋은 효과를 줍니다.

또, 삼계탕을 끓일 때 인삼과 당귀, 대추를 함께 넣어 끓이면 원기를 보해주는 건강식이 되는 것이죠.

▷질문

한방 약재들은 다방면으로 활용할 수 있을 것 같아요. 당귀잎으로 샐러드를 만들어 먹으면 입맛 없을 때 참으로 좋을 듯하네요. 조만간에 구해서 해 먹어 봐야겠어요.

▷양 원장

여름에도 혈액순환이 안 되는 사람들 많아요. 당귀를 넣은 물에서 목욕하면 피부에 윤기도 흐르고 혈액순환을 도와 신경이 안정되고, 상처도 빨리 아물며 통증도 감소시키며, 정신적으로도 편안해질 수 있습니다.

▷질문

사우나에 가면 한약재 담은 보자기를 넣어 두잖아요. 그중에 당귀가 있었던 것 같아요.

▷양 원장

당귀 탕 목욕은 당귀를 자루에 한 움큼 넣어 끓인 후, 욕조에 넣고 목욕을 하는 것이죠. 또 당귀 물로 세수를 하면 건조하고, 푸석한 피부가 촉촉해지고 매끄러워집니다.

이 때문에 옛 기생들은 당귀 물로 세안하고 머리를 감았다고 하더라고요. 여러분도 당귀 물로 무더위로 지친 몸을 씻어내기 바랍니다.

또, 감기가 와도 기혈이 부족해서 올 수 있으니 이때도 당귀가 중요한 역할을 합니다.

▷질문

정말 신선한 정보입니다. 당귀는 어디 하나 버릴 게 없는 약재인 것 같네요. 보혈을 해주려면 달여서 먹고, 여러 가지로 활용할 수도 있다는 것이 참으로 괜찮은 것 같아요.

감기가 와도 한방적으로는 원인을 잘 가려 치료하자는 거잖아요? 단순히 열이나 감기 증상도 그 원인이 체력이 약해져서 올 수도 있으므로 잘 나누어서 치료하면 좋을 듯해요. 이때 당귀가 역할을 한다는 거고요.

▷양 원장

음이 극도로 부족해서 온 사람은 음을 보하면 될 거고요. 기가 약해서 온 사람은 기를 보충시켜주는 방법을 쓰면 좋을 거고요.

또 혈이 부족해서 감기가 온 사람은 혈을 보충시켜주고요. 기와 혈이 모두 부족해서 온 사람은 이 두 가지를 모두 보충시켜주면 될 겁니다.

극도로 음이 부족한 사람한테 계속 양기만 보해주면 아마 몸이 버티기가 쉽지 않겠죠. 그래서 음양 기운 중 어느 쪽이 약해진 것인지를 정확히 알아야 한다는 겁니다.

한약재를 활용할 때는 꼭 전문가에게 진단을 정확히 받고 활용하시기를 강조합니다.

▷질문

당귀가 아무리 좋은 것이라도 주의해야 할 사람도 있겠죠?

▷양 원장

소화기가 약해 식욕이 없거나, 소화가 잘 안 되고, 변이 항상 묽거나 설사가 잦은 분도 주의하시고요. 소양인 체질은 삼가하시기 바랍니다.

▷질문

당귀가 신경안정과 갱년기 장애에도 좋다고 하는데 좀 더 설명해주시죠.

▷양 원장

혈이 부족하여 피를 만드는 힘이 떨어지면 심장에 부담이 되고, 심해지면 노이로제, 불면, 신경과민증이 오게 되는 거죠.

이때 당귀를 달여 마시면 자율신경실조나 신경과민에 많은 도움이 된다는 겁니다.

갱년기 장애도 결과적으로 혈이 부족해서 오는 질환이기 때문에 당귀가 그 활용 범위가 높은 거죠. 혈이 부족한 것을 보해준다는 의미, 중요한 이야기입니다.

▷질문

이런 이야기도 맞나요? 당귀는 그 부위별로도 약간의 약 효과가 다르다고 하던데요. 근거가 있는 이야기인지요?

▷양 원장

우리가 흔히 말하는 보약에는 보혈을 해주는 부위가 당귀의 윗부분이라 그 부분을 써요. 아주 모양도 보기 좋고요. 몸통 부분은 피를 조절해주며, 꼬리는 어혈을 제거하여 피를 풀어주는 역할을 해준다고 볼 수 있죠.

그래서 뭉쳐서 생긴 통증에는 꼬리 부분을 쓰면 되는 거죠. 흔히 어혈이라고 합니다.

보약에 꼬리 부분을 넣으면 안 되잖아요. 하나하나 그 의미가 안 들어가는 것이 없다고 보면 됩니다.

▷질문

아까 감기에 당귀 귤피차가 좋다고 하셨는데, 조금 설명을 부탁드려요.

▷양 원장

당귀와 귤피를 같은 비율로 물에 끓여 차처럼 마시면 돼요. 당귀는 입맛을 돋우고 피로와 독소를 제거하고, 활력을 주며, 혈액순환을 시켜 주니 좋은 것입니다.

노약자나 임신부도 무난하게 쓸 수 있고, 여기에 귤피를 말려 오래 묵힌 것을 배합하면 소화기 장애를 동반한 감기에 아주 좋습니다. 귤피가 위장의 담도 없애주기 때문이죠.

여름에 감기가 들면 오히려 더 회복이 느려질 수도 있나 봐요. 체력적인 부분이 잘 받쳐줘야 감기 탈출에도 도움이 될 것 같고요.

그럼 땀을 많이 내면 어떨까요? 땀을 내면 더 기운이 떨어지지 않을까요?

▷양 원장

흔히 감기에는 땀을 내야 한다고 하는데 소음인 체질은 땀을 많이 내서는 안 됩니다.

대개 생리적으로 흡수력은 강하고 발산력은 약하므로 만일 강한 발산을 하게 되면 양기의 소모가 지나쳐서 음기가 과잉되므로 체력의 균형을 상실할 수가 있어서 감기 탈출에 어려움이 생길 수 있습니다.

소음인은 '발한해기'라는 말을 쓰는데 땀을 내더라도 가볍게 내라는 의미입니다.

복숭아는 화가 많으면 삼가라

▷질문

혹시 과일 중 복숭아가 여름철을 대표하는 과일이잖아요. 복숭아도 나름 체력 보충에 도움이 될 수 있을까요?

▷양 원장

맞아요. 복숭아는 열성의 식품이거든요. 그러니 양기가 부족한 소음인에게 잘 어울린다고 볼 수 있어요.

복숭아는 갈증을 없애주고, 폐 기능을 강화해주거든요. 따라서 기침이나 가래에 좋아요. 신장의 노폐물 배설을 촉진해서 부종도 다스려주기도 하죠.

복숭아는 해독작용이 있고, 니코틴 해독도 해주니 담배를 많이 피는 사람들이 많이 먹으면 좋고, 또 혹시 생선을 먹고 탈이 나는 사람들이 먹으면 좋습니다.

▷질문

복숭아씨를 한약재로 쓴다고 들은 것 같은데요. 맞는 이야기예요? 별로 써먹을 것이 없을 것 같은데요.

▷양 원장

껍질을 벗긴 복숭아씨를 '도인'이라고 해요. 혈액을 맑게 하고 위장 기능을 개선하며 소화불량이나 변비, 월경불순에 쓰기도 합니다.

단, 복숭아가 좋은 과일이라도 소음인에게 좋은 것이니, 소양인 체질은 맛만 보시기 바랍니다.

보리는 돈 많이 들지 않는 보물이다

▷질문

꽁보리밥에 된장을 넣어서 비벼서 먹는 사람이 많아요. 거친 음식이 건강에 좋다고 하잖아요. 요즘에는 보리가 사랑을 많이 받는 것 같은데요.

▷양 원장

옛날에는 보리 혼식을 꼭 하고 했잖아요. 사실 상체로 열이 많아 건강이 좋지 않은 사람은 보리가 좋습니다. 보리는 원래 말의 사료로 좋다고 하네요. 성질이 다소 찬 식품이거든요. 그래서 말의 성질을 닮은 소양인 체질에 좋다고 볼 수 있어요.

▷질문

그렇군요. 동물로 비유하면 소양인 체질은 말의 특성과 비슷하다는 거네요. 처음 들어봐요. 태음인은 소고, 소양인은 말이라.

말은 활동적으로 보이네요. 그래서 그 열 성질을 내려주기 위해서 보리가 쓰이는 거군요.

▷양 원장

말이 화가 한번 나 봐요. 무섭잖아요. 가만히 있는 말을 건드려서 폭발하면 감당하기 어려울 겁니다. 소양인도 마찬가지로 화를 담아두게 되면 언젠가 터져서 감당 못 하는 상황이 오게 되는 겁니다. 소양인 체질은 마음을 편하게 해주어도 몸의 조건상 화가 많아지니 배려를 잘 해야 할 것입니다.

보리는 숨이 차고, 항상 나른하고 손발이 저리며 가슴이 울렁거리고 다리도 잘 부을 때 좋아요. 입이 항상 쓰고 백태가 끼고 입속이나 혀가 패이면서 잘 곪거나 할 때 실력 발휘를 하는 거죠. 모든 증상이 대개 화를 끼었다고 볼 수 있는 거죠. 대개 이런 증상이 양인에게 잘 옵니다.

▷질문

피곤할 때 혓바늘 같은 것이 잘 생기잖아요. 결국은 헐고 염증이 생기는 것이니 후끈후끈 할 거고요. 흔히 비타민C 복용을 많이 하는데 잘 안 낫는 사람들도 많이 봤어요.

▷양 원장

이런 경우 결국은 상부로 화가 많아져서 온 것으로 접근해서 치료하면 훨씬 빠른 효과를 볼 수 있을 거예요.

보리를 많이 먹어야 핏속의 열기와 독기가 풀리고 피도 많아지게 되며 소변을 맑게 해줘야 열기가 내려간다고 볼 수 있습니다.

보리밥도 많이 먹고, 보리차도 수시로 마시면 소양인 체질에는 최고의 선물입니다.

밤&감

▷질문

완연한 가을이네요. 여름의 무더위가 그렇게도 사람들을 힘들게 하더니 가을은 오네요. 여기저기서 알밤을 많이 봅니다.

▷양 원장

가을을 연상시키는 것 중 하나가 밤과 감이잖아요. 두 가지 모두 차례상에도 오르기도 하고요.

다이어트에 좋은 밤을 소개할게요. 말린 밤을 '건율'이라 하여 한약재로 씁니다. 비만한 사람이 수시로 복용하면 좋습니다.

▷질문

밤은 폐백 할 때도 쓰이잖아요?

▷양 원장

밤은 다남(多男)을 상징한다네요. 그래서 시어머니가 며느리에게 밤을 던져준다네요. 그것을 신방에서 먹는답니다.

▷질문

요즘은 밤도 참으로 다양하게 활용이 되는 것 같아요. 떡, 빵, 죽, 밥, 음료수, 빙과류에도 밤을 활용하던데요.

▷양 원장

먹는 것이 충만한 현대에 꼭 필요한 식품입니다. 지나치게 사용되어도 해가 되지 않는 과일 같아요.

오장육부에 다양하게 작용하여 영양물질 덩어리인데, 비만을 예방해주기 때문에 밤 몇 개만 먹어도 공복감을 해소해주고 속이 든든해집니다. 그래서 밥에 밤을 넣어서 먹는 것은 현명한 겁니다.

밤은 성장에도 도움이 되어서 아이들이 먹으면 좋은데 좋아하지는 않을 겁니다. 또 항노화 작용이 있으니 어른들이 하루에 몇 개씩 수시로 먹는 것도 좋습니다.

▷질문

술안주로도 밤이 나오는 것을 봤어요?

▷양 원장

밤에는 알코올 분해 성분이 있어서 술안주로 생밤이 도움이 됩니다. 화려하지는 않지만 참 매력적인 과일입니다.

밤은 태음인 체질에 특히 좋은데, 살이 찌기 쉬운 태음인은 밤을 잘 활용하면 몸에 좋은 영양소가 골고루 들어 있어 식사대용으로 손색이 없습니다.

폐 기운을 보해주어서 만성적인 기침이 있는 경우도 효과가 있습니다.

또 대보름날 생밤을 먹으면 부스럼이 나지 않기를 기원했다는 것도 일리가 있는 말입니다.

▷질문

먹을거리가 귀하던 시절에는 밤나무골에 효부 난다는 옛말이 있잖아요.

▷양 원장

시부모 공양은 뭐니 뭐니 해도 푸짐한 밥상을 차리는 일인데 먹을게 부족한 시대에는 며느리로서는 어려운 일인 거죠. 하지만 밤나무골에 사는 며느리는 어지간한 흉년이 아니면, 끼니 걱정이 없었다고 합니다.

바로 알밤이 지천에 깔린 덕분이죠. 밤은 포만감을 주고 배고프지 않게 해주거든요. 그래서 현대에는 다이어트에 큰 도움이 될 수 있을 겁니다.

다른 것 뭐 있나요? 부와 명예가 있으면 뭐하나요? 건강을 잃으면 아무 소용이 없잖아요. 알밤이 미래에 건강의 메시지가 될 수도 있을 겁니다.

▷질문

가을을 대표하는 과일이 감이 있잖아요? 활용도 다양하고요.

감은 과수 가운데 역사가 가장 오래되었다고 해요. 가을에 수확한 감을 겨우내 먹을 수 있잖아요.

한방에서는 '시상'이라 하여 감꼭지를 말려 달여 먹으면 기운을 돋우고 딸꾹질을 멎게 해줄 때 활용했습니다.

감잎차를 달여 마시는 것도 좋은 방법이고요. 감이나 곶감은 성질이 다소 서늘하고 수분을 다량 포함하고 있어서 태양인이나 소양인이 복용하면 좋습니다. 특히 감잎차는 신경을 안정시켜주기 때문에 화가 쉽게 오르는 양인 체질이 장복하면 좋은 겁니다.

▷질문

대개 변비가 심한 사람들은 감을 먹지 말라고 하잖아요? 근거가 있는 이야기입니까?

▷양 원장

양인 체질은 변비가 있을 때 감을 장복하면 수분이 많아지게 하므로, 도움이 될 수 있는데 태음인 체질 같은 경우는 오히려 위장 기운이 더 떨어질 수 있으니 많이 복용하게 되면 몸이 무거워지고 변비가 심해질 수 있으니 소량만 복용해야 합니다. 그런데 태음인은 식성이 좋아서 씹어 먹는 것을 좋아하다 보니 감을 좋아하는 사람이 많아 감을 먹으면 변비가 와서 그런 말이 나온 듯합니다.

체질을 몰라도 몸이 마른 사람은 감을 활용하고, 몸이 비만해지기 쉬운 사람은 밤을 활용하면 현명한 겨울나기가 될 것입니다.

무가 인삼보다 좋다는데

▷질문

찬바람도 불고, 일교차가 심하다 보니, 병원에도 감기 환자와 안과 질환자가 많아진다고 해요.

▷양 원장

가을은 오행상 건조, 폐기와 관련된 질환이 많아지죠. 색깔은 백색의 음식을 많이 먹으면 좋고요. 도라지, 무, 배, 더덕이 있어요. 모두 폐 기운과 기관지를 보해주는 식품입니다.

찬바람이 불면 만성기침이나 특히 고혈압이 있는 사람들이 조심하셔야 할 거예요. 이때 무가 효자입니다.

가을, 겨울에는 정말 무만 한 먹거리도 없는 것 같아요. 무가 우리 몸에 정말 좋은 것입니다.

심지어 무를 가리켜 제2의 산삼이라고도 하거든요. 아마 찬바람이 나면서 먹는 무는 인삼보다도 더 좋은 겁니다.

▷질문

그렇군요. 아삭한 맛이 정말 맛있어요. 다이어트에 좋다고 들었는데 맞는 말인가요?

▷양 원장

현대인 질병의 가장 큰 적은 비만입니다. 특히 복부비만은 공공의 적인 거죠. 몸이 비대해지면 그만큼 혈액의 흐름의 압력을 높이므로 비만이 진전되면 피가 탁해지고, 자연히 혈압이 올라가고 심장에도 부담을 줍니다. 그래서 체중감소가 필요하므로 무가 좋은 겁니다.

소아비만도 많아지고 있는데, 어릴 때부터 무를 많이 먹여야 합니다.

무에는 디아스타아제가 함유되어 있어 소화를 촉진시키고 식물성 섬유가 있어 장내의 노폐물을 청소도 해줍니다.

많은 소화효소가 함유되어 있어 강력한 소화제 역할을 할 수도 있죠.

그런데 간혹 무를 먹으면 더 속이 불편하고 무엇인가 역류한다는 분도 있더라고요. 체질적인 차이인 거죠. 위장에 열이 많은 태양인 체질은 무가 해롭습니다.

그래서 무를 먹고 역류한다는 사람은 무보다는 배추를 활용하면 되는 겁니다. 불편한데 계속 복용하는 것도 현명하지 않은 것이죠.

또 기관지가 약하고 감기가 잘 걸리는 분들은 무를 즙을 내서 복용하는 사람도 있더라고요.

▷양 원장

감기는 만병의 근원이잖아요. 한번 걸리면 잘 낫지도 않고 오래 가는 사람들이 있어요. 초기 감기면 무즙을 내서 먹으면 좋죠.

특히 목구멍이 아릿하다, 재채기가 나온다고 할 때, 무즙을 먹고 푹 자면 다음 날에 증상들이 없어집니다. 가래를 없애주기 때문입니다.

▷질문

무는 다소 매운맛이잖아요. 이 맛의 성분이 다른 역할을 하나요?

▷양 원장

맞아요. 무는 매운맛이 있어요. 그래서 가래가 묽어지게 됩니다. 기관지에 달라붙어 있던 가래가 묽어지면 기침도 자연히 감소하게 되는 거죠.

혹시 감기나 비염으로 코가 막힐 때도 코가 막히면 코 안의 점막이 염증을 일으키는데 처음에는 맑은 콧물이 나오죠.

그런데 점차 점막이 부어 비대해지면 노란 콧물이 되거든요. 이 점막의 열과 부기를 가라앉히는데도 무가 좋은 거죠.

결론은 무는 몸속의 진득한 노폐물을 묽게 만들어 준다고 보면 됩니다.

▷질문
무는 몸이 다소 비만한 태음인 체질에 효과가 더 많겠네요?

▷양 원장
태음인은 본래 순환기와 호흡기가 약해요. 감기에 걸리면 폐 기능이 울체되고 체표가 막히게 되는데, 이러면 머리가 아프고, 각종 뼈마디가 쑤셔요. 이 정도는 가벼운 증세인데 약간의 땀을 내주게 되면 감기가 잘 풀릴 수 있죠.

태음인 체질은 땀을 많이 낼수록 건강한데, 그렇지 않으면 증상이 심해질 수 있습니다. 여러 가지 이유로 운동이 안 되면 반신욕 같은 것을 통해서도 땀을 많이 내셔야 합니다.

만일 땀이 나지 않고 열이 심해지고 소변이나 대변이 잘 나가지 않게 되면 중한 상태로 갈 수도 있어요.

그래서 감기 초기에 두통, 오한, 발열이 있고 목덜미에서 어깨에 걸쳐 결리고 땀이 나지 않을 때는 칡뿌리가 주가 되는 갈근탕 같은 것이 큰 효과를 볼 수가 있습니다.

▷질문
감기 초기에 잘 치료하지 않으면 어떻게 되나요?

▷양 원장

초기에 계속 과로하고 과음하며 과식하게 되면 감기가 몇 주 갈 수도 있고 몸이 아주 무겁고 또 다른 질환을 동반시킬 수 있으니 주의를 하셔야 합니다.

이때는 육식이나 기름진 음식을 피하고, 무나 도라지, 과일, 채소를 많이 먹어서 노폐물이 쌓이지 않게 하고 잘 배출될 수 있게 해야 하는 거죠.

특히 식적이라는 표현을 쓰는데요. 음식이 잘 소화되지 않고 쌓여서 생기는 병을 말하는데 무는 기를 통하게 하고 체한 것을 내려가게 하는 작용이 있습니다. 그래서 무씨를 한약재로 쓰거든요. '나복자'라고 하죠.

무는 음식으로도 섭취하고 약재로도 많이 쓸 정도로 그 효과가 대단한 겁니다. 우리의 가까운 곳에 가장 건강에 좋은 것들이 많이 숨겨져 있는 것입니다.

저는 값비싼 보양식을 택하느니 황금 덩어리인 무를 선택하겠습니다.

▷질문

무는 생무를 먹을 때와 익혀 먹는 것은 차이가 있을까요?

▷양 원장

근본적인 성질은 같지만, 날것은 소염작용이 있고 몸을 식혀주지만, 열을 가하면 몸을 덥힐 수 있죠. 예민하고 속이 찬 사람은 다소 익혀 먹는 것이 나을 수 있습니다. 하지만 날 것이든 익힌 것이든 어차피 무니 많이 드십시오.

무 많이 먹고 질병이 왔다는 사람은 아직 없습니다. 찬바람에도 버티는 것이 무입니다. 추운 겨울 무로 면역력도 올리고 비만에서도 탈출했으면 합니다.

또 변비가 있는 사람들은 무가 변통을 시켜 주는 식이섬유가 많으므로 많이 활용해 보시고요.

　재미있게 써보려고 했는데 부족한 부분이 너무 많다. 3장까지 잘 읽어보시기 바란다. 필자가 말하려고 하는 것은 하나다. 기왕이면 자기 몸에 맞게 돈을 쓰라는 것이다. 겁이 많은 체질, 소심한 체질, 예민한 체질, 물불을 안 가리는 체질에 따라서 그 성정이 모두 다르듯이 자신의 본성을 찾아가면서 생활해보라는 것이다.

　체질을 나눌 때 반드시 병적인 부분을 고려해서 진단을 내려야 한다. 그런데 흔히 보이는 보습, 보이는 성정, 보이는 행동, 나타나는 증상을 가지고 평가해 버린다.

　본인 체질과 반대로 살아가는 사람들을 정확히 진단해주고, 자신의 체질에 맞게 살아가게 해주어야 한다. 이것이 사상체질의 핵심이다.

　나는 타고난 천성이 내성적이라고 하는 사람은 자기가 태어날 때의 천성을 어떻게 아는지 물어보고 싶다. 자신의 천성대로 살아가는 사람도 있지만, 여러 주변 환경적인 것으로 인해서 천성과 다르게 살아가는 사람이 더 많다는 것이다. 이것이 몸과 마음을 힘들게 하는 가장 첫 번째 이유이다.

　필자가 하는 말은 쉬울 수도 있지만, 많이 들어보지는 않은 말들이다. 내가 어떻게 살아가고, 어떤 성격을 가지고, 어떤 음식을 먹고, 어떻게 질병을 예방하고 하는 첫 번째는 자신의 체질을 정확히 알자는 것이다.

작은 소리에 그치겠지만 이 책을 통해서 단 몇 사람이라도 자신의 본성을 찾아 건강을 회복하는 사람이 있다면 보람을 느낄 것이다.

더 밝은 미래가 기대되는 모두와 나라를 기대해본다. 건강한 대한민국을 위해서 사상체질이 큰 힘이 되는 날이 올 것이라 믿는다.